内科医の私と
患者さんの物語

血液診療のサイエンスとアート

岡田 定
西崎クリニック

医学書院

内科医の私と患者さんの物語
―血液診療のサイエンスとアート

発　行　2021年3月1日　第1版第1刷©

著　者　岡田　定

発行者　株式会社　医学書院
　　　　代表取締役　金原　俊
　　　　〒113-8719　東京都文京区本郷1-28-23
　　　　電話　03-3817-5600（社内案内）

印刷・製本　アイワード

ISBN978-4-260-04348-9

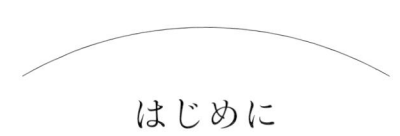

はじめに

　手に取っていただいて，ありがとうございます。

　本書は，「内科医の私と患者さんの物語―血液診療のサイエンスとアート」と題する患者さんの物語集です。

　医者になって約40年が経ちました。多くの患者さんにお会いしました。30数年間，血液内科の診療に携わり，多くの患者さんの生死に関わりました。最近の4年間は，宿泊人間ドックの濃密な診療も経験しました。

　日々の診療は，いくつもの小さな出来事からできています。診療現場には，光り輝く水滴のような出来事が散りばめられています。

　「患者さんの物語」とは，その光り輝く水滴の出来事を集めたものです。出来事を集めただけではなく，それぞれの出来事に対して，自分なりの「意味づけ」をしたものです。10年，20年という長い時間のフィルターをかけて物語を見直すと，それぞれの物語が特有の色を放っています。

　物語は，近くで見ると「水滴」からできていますが，遠くから見ると「虹」のように見えます。虹のように，七色（赤，橙，黄，緑，青，藍，紫）に輝いています。**赤色に見えるのは「感慨深い物語」，橙色は「忘れられない物語」，黄色は「トリッキーな物語」，緑色は「リビングウィルの物語」，青色は「生活習慣病の物語」，藍色は「奇跡的な物語」，紫色は「本当にあった超科学的な物語」**というわけです。

　本書を今，読んでくださっているあなたも，ここに登場するような物語を，おそらく経験されているのではないでしょうか。

　大空にかかる虹を見たときは誰もが心ときめきます。でも虹はごく短時間しか現れません。きちんと心の中にとどめておかないとすぐに消え

てしまいます。日々の忙しさにかまけていると，かつて見た美しい虹を忘れてしまいます。

　本書を通して，あなたにもかつて見た虹のような物語を想い出していただきたいのです。

　病歴，身体所見，検査所見による診断や治療をまとめた医学書は，山のようにあります。筆者もそのような医学書を数多く出版してきました。でも，「患者さんの物語」のような医学書は初めてです。

　医者は医療行為を通じて，多くの症例を経験するだけでなく，多くの生身の患者さんに出会います。「医者」対「患者」として出会うだけでなく，「一人の人間」対「一人の人間」としても出会います。医学に精通するだけでは，血の通った医療を行うことはできません。一人の人間としての「人間力」も問われます。

　医療は科学的根拠のあるサイエンスが基本になります。でも，血の通った医療を行うには，サイエンスだけでは不十分なのです。アートも必要です。**アートとは，「科学を患者にどう適用するかというタッチの技」**（日野原重明）です。

The practice of medicine is an art, based on science.

（医療はサイエンスに基づいたアートである）

ウイリアム・オスラー

　医療者であり続けるには，自分を支える専門的な知識や技能が必要です。不断のブラッシュアップが求められます。しかし，医療者である私たちを心の底から支えてくれるのは，単なる知識や技能ではないはずです。

　「医療者である私たちを心の底から支えてくれるもの」とは何でしょうか。

　それは，「患者さんとの人間的な交流によって，感動し，発見した」という経験ではないでしょうか。「唯一無二の患者さんの物語に巻き込まれ，一人の人間として心揺さぶられた」経験だと思います。

　「患者さんの物語」とは，「患者さんから学んだ自分の物語」でもあり

ます。物語に学ぶことで，医療者として，また一人の人間として生きていく力が与えられます。

Medicine should begin with the patient, continue with the patient, and end with the patient.

（医学は患者と共に始まり，患者と共にあり，患者と共に終わる）

　　　　　　　　　　　　　　　　　　ウイリアム・オスラー

　「患者さんの物語」は 27 編あります。前述のように七色に分類しています。まず，物語を紹介し，次に，サイエンスの視点とアートの視点で考察しています。

　「私の物語」（コラム）は 11 編あります。ほとんどは医療者である私の失敗の物語です。語るのに恥ずかしい物語ばかりですが，失敗からは学ぶこと大です。

　最後に，本書に登場いただいた患者さんやご家族，長年お世話になった聖路加国際病院の関係者の皆様，医学書院の安藤恵さんと杉林秀輝さんに，この場をお借りして深甚の感謝を申し上げます。

2021 年 1 月

　　　　　　　　　　　　前・聖路加国際病院人間ドック科・血液内科
　　　　　　　　　　　　西崎クリニック

　　　　　　　　　　　岡田 定

著者紹介

岡田　定（おかだ・さだむ）
西崎クリニック
1981 年大阪医科大学卒業。1984 年まで聖路加国際病院で内科研修。
1993 年まで昭和大学藤が丘病院内科血液。以後，聖路加国際病院血液
内科。2016 年より聖路加国際病院人間ドック科。
2020 年より西崎クリニック。
『内科オールラウンドプラクティス　第 1 集，第 2 集』（1999，2007，三輪
書店），『内科レジデントアトラス』（2001，医学書院），『知ってるつも
りの　内科レジデントの常識非常識　第 1 版，第 2 版』（2001，2008，三輪
書店），『臨床研修ルールブック』（2003，三輪書店），『研修医とってお
きの話』（2006，三輪書店），『内科レジデントの鉄則　第 1 版，第 2 版』
（2006，2012，医学書院），『今日から実践！　くすりの基本と処方の Do-
Don't 第 1 版，第 2 版』（2007，2010，メジカルビュー社），『最速！　聖
路加診断術』（2009，三輪書店），『誰も教えてくれなかった　血算の読み
方・考え方』（2011，医学書院），『デキレジ step 1，step 2』（2011，医学
出版），『ヤバレジ step 1，step 2』（2012，医学出版），『あなたも名医！
貧血はこう診る』（2014，日本医事新報社），『レジデントのための　血液
診療の鉄則』（2014，医学書院），『チーレジ step 1，step 2』（2014，医学
出版），『臨床検査技師のための　血算の診かた』（2017，医学書院），『血
液診療 Do & Don't』（2018，日本医事新報社），『どんな薬よりも効果の
ある治療法』（2019，主婦の友社），『リモート診療』（2020，主婦の友
社）などの編著書あり。

目次　　　　　c o n t e n t s

はじめに　　iii

I　赤の章　感慨深い患者さんの物語 ───────── 1

　　1.　アウエル小体　2
　　2.　ピロリ菌の除菌　7
　　3.　"Paraneoplastic love"　11
　　　　コラム　私の物語1　年末の化学療法　16
　　4.　血管内リンパ腫　18
　　　　コラム　私の物語2　消化管出血　22

II　橙の章　忘れられない患者さんの物語 ───────── 25

　　5.　模擬結婚式　26
　　6.　「行ってらっしゃい」　30
　　7.　セデーション　35
　　8.　自然の摂理　40
　　9.　一枚の写真　46
　　　　コラム　私の物語3　人の縁　51

III　黄の章　トリッキーな患者さんの物語 ───────── 53

　　10.　高カリウム血症　54
　　　　コラム　私の物語4　「まあ，大丈夫だと思いますよ」　56
　　11.　潜在性鉄欠乏症　58
　　12.　汎血球減少症　62
　　13.　貧血の改善　65

IV　緑の章　リビングウィルと患者さんの物語 ───────── 69

　　14.　リビングウィル　70
　　　　コラム　私の物語5
　　　　「どうして話をしてくれなかったんですか？」　74

15. 糸ミミズの這った字　76
16. 「私のリビングウィル」　80
　コラム　私の物語6　熱烈な女性ファン　85
17. シニアドック　88
18. 大往生　92
　コラム　私の物語7　突然死　96

V　青の章 生活習慣病の患者さんの物語 ──────── 99
19. 「孫わやさしい」　100
20. 禁煙指導　104
　コラム　私の物語8　「先生はそれでも医者ですか」　110
21. 三回忌　112
　コラム　私の物語9　睡眠　117

VI　藍の章 奇跡的な患者さんの物語 ──────── 121
22. 奇跡の薬　122
23. 首がない　126
　コラム　私の物語10　初めての学会発表　131
24. 百寿者　133
25. 笑顔　139
　コラム　私の物語11　笑顔の反射　142

終章　紫の章 本当にあった超科学的な患者さんの物語 ── 143
26. 超能力　144
27. 「至福です」　149

あとがき　156
索引　158

ブックデザイン・土屋みづほ，カバー写真・Shutterstock

I

赤の章

感慨深い
患者さんの物語

1. アウエル小体
2. ピロリ菌の除菌
3. "Paraneoplastic Love"
   コラム 私の物語1　年末の化学療法
4. 血管内リンパ腫
   コラム 私の物語2　消化管出血

アウエル小体

「アウエル小体のある芽球がいます」

　血液内科の外来中，血液検査技師さんから電話が入りました。今から20数年前のことです。

　「アウエル小体のある芽球がいる」とは，急性骨髄性白血病（AML）が疑われるということです。外来診療もそこそこに血液検査室に足を運びました。

　患者は39歳で，妊娠26週の妊婦でした。白血球3,900/μL，ヘモグロビン8.2 g/dL，血小板10.2万/μL。白血球は正常ですが貧血と血小板減少がありました。

　検査技師さんに言われて血液スライドを見ると，確かに，全視野の中に1個だけ「アウエル小体のある芽球」（図Ⅰ-1）がいました。「よくぞ見つけた」と感心しました。急性白血病がこんなに早期に見つかるのはまれです。

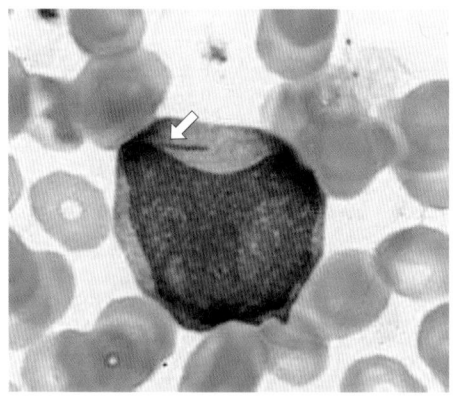

図Ⅰ-1　アウエル小体のある芽球
矢印の針状物質がアウエル小体。

　後でわかったことですが，結婚後 10 年目の 39 歳にして初めての妊娠でした。家族みんなが待ちに待った「おめでた」でした。妊娠の経過はとても順調で，妊婦健診がなければ血液検査はまずされなかったでしょう。

　緊急入院となり，骨髄検査により AML の診断が確定しました。

　「39 歳女性，妊娠 26 週で子供を待望している」，「降って湧いた AML」，「白血病の治療はどうするのか」，「子供は助けられるのか」……。大変な難問に直面しました。

　血液内科，産婦人科，小児科の 3 者で話し合いました。「AML は 2〜3 週間なら化学療法を遅らせても大丈夫だろう」，「胎児のエコー所見からは，リスクはかなり高いが，子供は体外でもなんとか成育できるだろう」と判断し，入院 4 日目に帝王切開となりました。

　体重は 918 g。手のひらの上に乗るような小さな小さな女の子でした。内科医の私には人間とも思えない驚異の小ささでした。NICU（新生児集中治療管理室）で集中管理となりました。肺合併症で一時危険な状態になりましたが，数か月後には元気に退院できました。

　一方のお母さんは，帝王切開後に子宮内感染症を併発し，2 週間遅れの寛解導入療法となりました。続く寛解後療法では，何度か重症の感染症を起こしました。でも，治療の合間にわが子を抱きしめるごとに，特別な力を得ておられたようです。

　女の子に少し遅れて，お母さんも無事退院となりました。

　その後の外来では，お母さんの傍らにいつも女の子がいました。「いくつになったの？」　かわいい女の子にそう尋ねることを，私は楽しみにしていました。「4 つ」，「5 つ」，……，「10 歳です」という女の子の答えは，お母さんの白血病の寛解期間そのものでした。

　10 歳頃を最後に会えなくなっていましたが，15 歳の中学 3 年生のときに久しぶりに外来に来てくれました。「今日は，学校がたまたま休みだったから連れてきました」と。「エッ，そうですか」とちょっと緊張していると，お母さんの後からスラリとした女性が診察室に入ってきました。

「あの女の子が，こんなに大きく立派になって……」。聞けば，身長は159 cm。「918 gの手のひらサイズのあの赤ちゃんが，今は159 cm……」。小児科医ならともかく，内科医の私には信じられない光景でした。

そして時間は流れます。

自分が生まれたときの「物語」がそうさせたのでしょうか。彼女はいつしか看護師を目指すようになり，そして，今は看護師として活躍しています。

20数年前の妊婦健診で，血液スライドの中に1個だけいた「アウエル小体のある芽球」を，もし検査技師さんが見つけてくれていなかったらどうなっていたでしょう。お母さんの白血病は治っていなかったかもしれません。女の子はこの世に生を受けていなかったかもしれません。ましてや，看護師として人の命に関わる仕事をすることはなかったでしょう。

◆■物語のサイエンス

急性白血病の診断のきっかけ

・急性白血病は血液検査によって疑われ，骨髄検査によって診断されます。血液検査を行うきっかけは，「風邪症状がいつまでも治らない」，「（貧血に伴う）だるさや顔色の悪さがある」，「（腫瘍熱や感染症に伴う）発熱がある」，「〔血小板減少やDIC（播種性血管内凝固）に伴う〕出血傾向がある」，「健康診断」など偶然の機会です。
・この物語の場合は，妊婦健診です。

妊娠を合併した急性白血病の治療方針

・**妊娠を合併した白血病では，母体の白血病治療が優先され，完全寛解に向けた早期診断・早期治療開始が原則です。**
・妊娠中に化学療法をした例は多数報告されていますが，子宮内胎児死亡の例もあります。

・妊娠時期や白血病の状態によっては，本物語のように児の娩出をしてから化学療法をした例もあります。
・本人と家族には，最初に次のように説明しました。「急性骨髄性白血病の初期段階です。放置しておくと，命に関わる症状が出てきます。妊婦健診を受けられたために，偶然に白血病が早期に見つかりました。今，子供を取り出すと未熟児で育たない可能性が大きいです。もう少し経過をみて，帝王切開がそれほど危険でない段階で，子供を取り出して，それから白血病に対して抗がん剤治療を開始しましょう。産科や小児科の先生とよく相談しながら行います」。

◇物語のアート

胎児が母親に白血病を知らせた？

・「胎児が母親に白血病を知らせた」とは，科学的な考えではありません。でも，「妊娠中に白血病を発症する頻度は約 10 万分の 1」という非常にまれなことを考えると，そのような思いにとらわれました。
・本人と家族への説明ですが，上記に続いて，「この急性白血病は比較的治りやすい白血病だと思います。ただ，強力な抗がん剤治療が必要で，感染症，脱毛，消化器症状など様々な副作用があります。最も大切なことは，白血病の治療に対して，前向きな気持ちで取り組むことです。赤ちゃんが，お母さんに病気を早く教えてくれたのだと思いますから」とお話ししたのでした。

赤ちゃんがお母さんに生きる力を与えた？

・赤ちゃんは NICU，お母さんは内科病棟にいたのですが，赤ちゃんとお母さんの双方の状況が許したときは，お母さんと赤ちゃんの対面が実現し，お母さんが赤ちゃんを抱きしめることがありました。そのたびに，お母さんは（赤ちゃんも），一段と元気になったように見えました。スタッフの誰もがそう感じました。

・胎児がお母さんに白血病を知らせ，赤ちゃんとお母さんはお互いに生きる力を与え合ったようでした。

検査技師さんの功績

・妊娠中は軽度の貧血や一過性の血小板減少をきたすことは少なくありません。白血球 3,900/μL，ヘモグロビン 8.2 g/dL，血小板 10.2 万/μL という検査値だけで，すぐに急性白血病を疑うことはできません。
・しかし，検査技師さんはスライドを丁寧にチェックして，スライドガラスに 1 個だけの「アウエル小体のある芽球」を見つけてくれました。それが，白血病の早期発見につながりました。検査技師さんはそんなことはとっくに忘れているかもしれません。でもそのことが，胎児と母親の運命を大きく変えたのです。
・検査技師さんに改めて感謝したいと思います。

② ピロリ菌の除菌

　1977 年, 当時 40 歳だった川北さん（仮名）は月経過多と皮下出血があり, 聖路加国際病院血液内科に受診されました。私の前任者によって特発性血小板減少性紫斑病（ITP：最近では免疫性血小板減少症ともいわれます）と子宮筋腫と診断されていました。

　ITP に対してプレドニン® が開始されましたが, 血小板は 1 万/μL 前後から改善がなく, 過多月経により貧血も進行するようになりました。ステロイド不応性の ITP ということで, 1985 年には脾臓および子宮の摘出術もされています。

　脾摘後は, プレドニン® は中止できたようですが, 血小板 1 万/μL 前後の高度の血小板減少が続いていました。ご本人の強い希望もあって, プレドニン® は再開することなく経過がみられていました。

　1993 年, 川北さんが 56 歳のとき, 私は聖路加国際病院に再就職しました。それ以来, 私が主治医になりました。川北さんの四肢, 体幹にはいつも, いくつもの大きな紫斑があり, なんとか血小板を増やす手立てはないかと悩んでいました。

　あるときなどは,「お尻をぶつけた！」ということで臀部を見せてもらうと, 右臀部全体から大腿部までが真っ青になっていました。しかし, 幸いなことに, 大量の消化管出血や脳出血などの致命傷は免れていました。

　当時も, ITP に対する様々な治療オプションはありましたが, ステロイド, 脾摘, 大量γグロブリンを除けば効果的な治療は見当たりませんでした。それでも, 副作用の少なさそうな治療をいくつか試みていましたが, どれもが全く無効でした。川北さんの体から高度の紫斑が消える日はなかったのです。

　2001 年, Blood 誌に報告された G. Emilia らによる ITP に対するピロ

リ菌（*Helicobacter pylori*）除菌療法を目にしました。「ITP 患者でピロリ
菌除菌に成功した 12 人のうち 50%（6/12）で血小板が有意に増加し，
そのうち 5 人は 6 か月以上血小板の再減少はなかった」というのです。
　「ピロリ菌の除菌で ITP がよくなる！　そんなことがある？」 にわ
かには信じがたい話だと思いました。でも，「たかがピロリ菌の除菌で
血小板が増えるなら，そんないい話はない」と，ピロリ菌が陽性だった
川北さんにこの治療を行ったのです。
　結果は，**除菌療法によって，血小板数は 2 週間で 0.9 万/μL から 6.6
万/μL まで一気に増加しました**。除菌療法 1 か月後は 9.0 万/μL でした
（図Ⅰ-2）。
　血小板数が 6.6 万/μL や 9.0 万/μL というのは，川北さんの過去 24 年
間で一度もなかった夢のような数値でした。そして，24 年間，体中に
まとわりついていた紫斑も嘘のように消えてしまったのです。
　ピロリ菌除菌後 20 年近く経過しても，血小板は 6 万〜10 万/μL のま
まで推移しました。ちなみに，ITP に対するピロリ菌除菌療法が保険適
用になったのは，川北さんに除菌療法をしてから何年も経ってからのこ
とです。

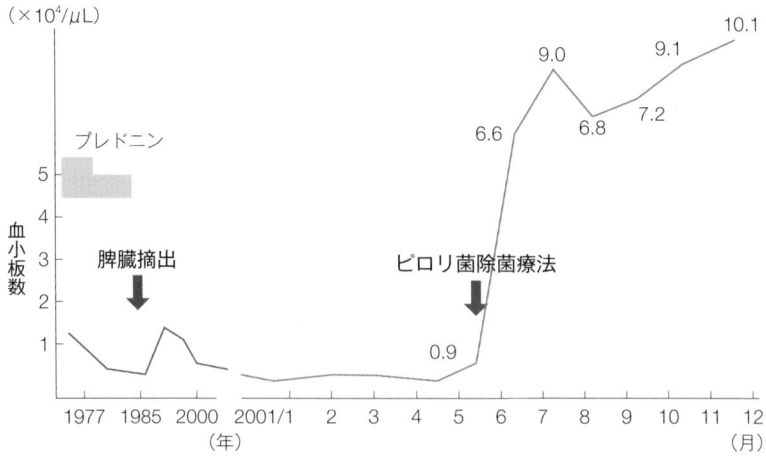

図Ⅰ-2　ピロリ菌除菌前後の血小板数

　24年間の高度の血小板減少が，ピロリ菌の除菌一発で解決したのでした。

◆物語のサイエンス

ITP の治療

・ITP の治療は今もステロイドが基本です。
・ただし，成人でピロリ菌が陽性であれば，まず除菌療法を行います。除菌療法は，ステロイドと異なりほとんど副作用がなく，約6割で根治できます。
・上記の治療が無効あるいは再発した場合は，リツキシマブ，トロンボポエチン受容体作動薬，脾摘なども考慮されます。重症例では，血小板輸血，免疫グロブリン大量療法も行います。

ITP に対してピロリ菌の除菌療法がなぜ効くのか？

・ピロリ菌に対する抗体が，血小板と交差反応するためだろうと考えられています。除菌療法により，抗ピロリ菌抗体が消失すると，血小板にも反応しなくなるのです。

◇物語のアート

日常診療のなかで宝を見つけるには？

・ITP の除菌療法がまだあまり知られていなかったときに，試みに行った除菌療法が劇的に効いて，患者さんも私もとても驚きました。
・医学は進歩したといっても，原因や治療がよくわからない疾患は山のようにあります。でも，日常診療のなかで「ありふれた疾患の ITP」と「ありふれた治療のピロリ菌の除菌」とを結びつけることで，このような物語が生まれたのです。

・自分の専門分野だけにとらわれないで,「何かもっといい方法がある
　のではないか」と疑問をもち続けることが,日常診療のなかで宝を見
　つける方法かもしれません。

③ "Paraneoplastic Love"

　今から10年ほど前の物語です。悪性リンパ腫の治療終了後，外来でフォローアップしていた阿部さん（仮名）から，突然，「実は今度，結婚することになりました。彼のいるところに引っ越すことになったので紹介状をお願いしたいんです」と言われ，驚きました。

　当時28歳だった阿部さんは社長秘書をされていましたが，2年前に大事件があったからです。

　2年前，頭痛に続く意識障害があり近医に緊急入院となったのです。ウイルス脳炎の疑いで治療を受けたのですが，JCS Ⅱ-10の意識障害と，「叫び声を上げる，手を振り回す」などの異常行動が続いたのです。見かねたご両親の希望で，聖路加国際病院神経内科に転院となりました。

　理解可能な会話が成り立たず，点滴ラインの自己抜去を繰り返し，長谷川式認知症スケールでは10/30点でした。血液・髄液・尿所見に異常はなく，各種ウイルス抗体価にも有意な所見はありませんでした。脳波は全誘導で diffuse slow burst（広汎性徐波群発）があり，頭部 MRI で両側海馬周囲に高信号を認めました（図Ⅰ-3）。

　以上から，ウイルス脳炎ではなく辺縁系脳炎（limbic encephalitis）と診断されました。

　問題は，辺縁系脳炎の原因でした。阿部さんは血液内科の患者が多い病棟に入院されていました。担当の研修医から「神経内科の患者さんなんですけれど，首のリンパ節が腫れているので診てもらえませんか」と相談されました。

　ウトウトしていた阿部さんの首を触らせてもらうと，確かに，左右の鎖骨上に直径1～3cm大の弾性硬で圧痛のないリンパ節を数個，触知しました。「これはリンパ腫でしょう」，「すぐに生検しないと。それと頸

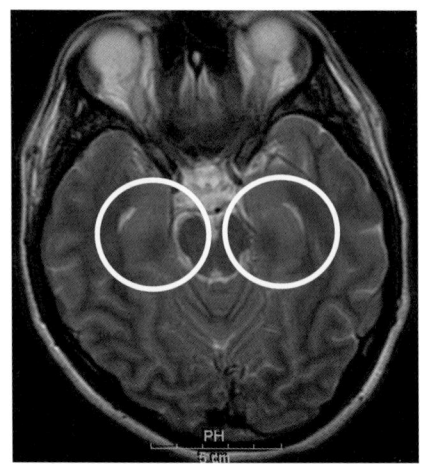

図Ⅰ-3　脳 MRI（T2 強調画像）
両側海馬周囲に高信号あり。

部から鼠径部までの CT を撮って」，「辺縁系脳炎なの!?　リンパ腫と
の関係はわからないけど……」と，担当の研修医に言いました。

　CT では，頸部だけでなく縦隔，腹部大動脈周囲，腸骨動脈周囲にも
リンパ節腫脹を認めました（図Ⅰ-4，5）。

　生検の結果はやはりホジキンリンパ腫（結節硬化型）でした。病期は
ⅢA。ホジキンリンパ腫があるとなると，辺縁系脳炎はリンパ腫に続発
する傍腫瘍性辺縁系脳炎（paraneoplastic limbic encephalitis；PLE）だろう
ということになりました。

　すぐに神経内科から血液内科に転科となり，ホジキンリンパ腫に対す
る ABVd 療法（ドキソルビシン，ブレオマイシン，ビンブラスチン，ダ
カルバジン）を開始しました。治療効果はとてもドラマチックでした。

　1 回目の化学療法で異常行動は消失。2 回目には意識障害もほぼ消失
して通常の会話が可能になりました。ご本人は「数か月間の記憶がない
んです」としきりに訴えられました。その後も化学療法を重ねるたび
に，構語障害，記憶障害は回復。約 10 か月間の化学療法終了時には，
以前とほぼ同様の元気な阿部さんに戻ったのでした。

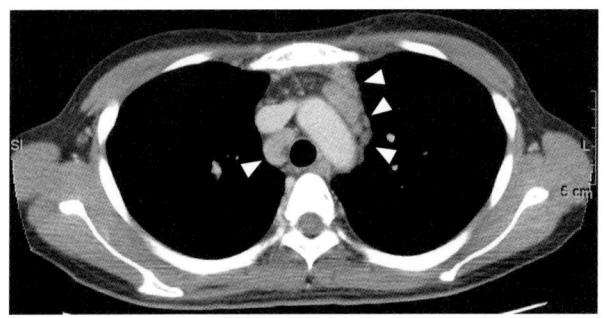

図I-4　胸部CT
縦隔リンパ節腫脹を認める。

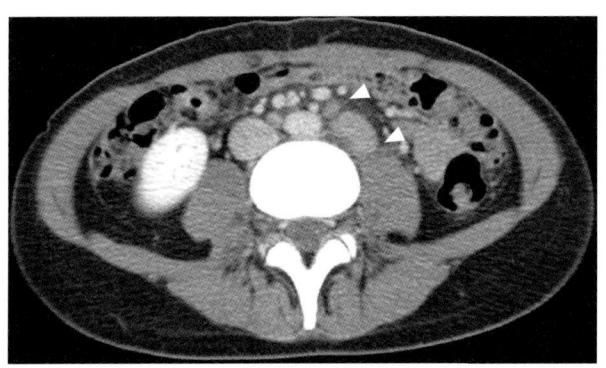

図I-5　腹部CT
大動脈周囲リンパ節腫脹を認める。

　このような古典的 PLE は一般的には予後が悪いといわれていますが，ホジキンリンパ腫は化学療法にとてもよく反応するためでしょうか，見事に回復されたのでした。

　さて，阿部さんの物語の山場はここからです。
　阿部さんには7年前から付き合っていた彼がいましたが，両親はその彼との結婚に大反対されていたそうです。しかし，彼女の人格が変容する事態に及んでも，彼は仕事を休んで何度も病院に駆けつけ，病室で何

度となく両親と話されたそうです。

　相手の両親に結婚を反対されている彼の立場を想像してみてください。社長秘書をしているような恋人が，「叫び声を上げる，手を振り回す」などの意識変容をきたしたのです。しかもよくなるかどうかわからなかったのです。

　両親は彼の誠意，娘に対する愛情に心打たれたのでしょう。両親は彼を認め，二人の結婚に賛成してくれたというのです。

　彼の恋人に対する一途な愛，"Paraneoplastic Love" の勝利だったのです。

◆物語のサイエンス

傍腫瘍性辺縁系脳炎（PLE）とは？

・辺縁系脳炎（limbic encephalitis）とは，抗 NMDA 受容体脳炎〔anti-NMDA receptor encephalitis（Lancet Neurol 7: 1091-1098, 2008）〕と同一疾患と考えられます。

・抗 NMDA 受容体脳炎は，多くは卵巣の奇形腫などに関連して発生する腫瘍随伴症候群（paraneoplastic syndrome）ですが，腫瘍を随伴しないこともあります。

・PLE は，腫瘍随伴の抗 NMDA 受容体脳炎です。

・抗 NMDA 受容体脳炎は，若年女性に好発する急性非ヘルペス性脳炎で，興奮，幻覚，妄想などの統合失調症様症状が急速に出現することが特徴です。

・脳の興奮性神経伝達物質であるグルタミン酸の受容体である NMDA 型グルタミン酸受容体に，自己抗体ができることが原因と考えられています。

・致死的な疾患ですが，治療により高率に回復も見込める疾患です。

◆物語のアート

"Paraneoplastic Love" とは？

・この物語は，ホジキンリンパ腫という腫瘍に随伴した（paraneoplastic）脳炎の物語ですが，**腫瘍によって人格が変容した恋人に対する彼の愛（Paraneoplastic Love）**が試された物語でもありました。

・私たち医療者は，ともすれば患者さんの病気しか見ていませんが，患者さんは自分の人生を生きている社会的な存在です。病気の陰に，こんなドラマチックな物語が隠されていました。私はもう少しで見逃すところでした。

・本例と同じ抗 NMDA 受容体脳炎の感動的な物語が，『8 年越しの花嫁 奇跡の実話』として，2017 年に映画化されています。

コラム 私の物語 ① 年末の化学療法

10年以上前のことです。70歳ぐらいの女性の患者さんでした。

巨舌があり生検によってアミロイドーシスと診断され，血液内科に入院となりました。アミロイドーシスは多発性骨髄腫による二次性でした。高齢者の全身性アミロイドーシスであり，心筋や腎にもアミロイド沈着が疑われ，予後は絶対的に不良だと思われました。ただ，骨髄腫に対する化学療法に，少しは効果が期待できました。

入院はクリスマスも過ぎた年末で，家族も忙しかったのでしょう，お見舞いはほとんどありませんでした。患者さんには「（舌が大きくなって）物がほとんど食べられない。なんとかしてほしい」と何度も懇願されました。年末ではあったのですが，年明けまで治療は待てそうにもありませんでした。

娘さんのお一人が見舞いに来られたのを機に，ご本人と一緒に多発性骨髄腫とアミロイドーシスについて説明し，「アミロイドーシスにはあまり有効なお薬はないのですが，その原因になっている骨髄腫に対する抗がん剤がいくらかでも効く可能性があります。すぐに始めましょうか」とお話しして，弱い化学療法を開始することになりました。

「年末に化学療法を始めるのは嫌だなあ」とは感じましたが，白血病やリンパ腫に比べるとはるかにマイルドな治療でしたので，「それほど危険ではないだろう」とたかをくくっていました。

ところが，年が明けて1月2日。骨髄抑制もほとんどないというのに，いきなり敗血症性ショックで危篤状態に陥ってしまったのです。連絡を受けてICUに駆けつけると，すでに数名の家族が来られていました。

初めて会う家族の一人から「こんなことになるのなら，どうしてあらかじめ言ってくれなかったんですか。わかっていたらもっと見舞いにも

来ていたのに……」と強い調子で叱責されました。

「年明け早々にも急変する」とは予想外のことでした。「他の家族には年が明けてからでも，よく話をすればいいだろう」と考えていたのです。その時点では家族との信頼関係もコミュニケーションも不十分でした。そんな状況での急変であり，家族の憤りは当然のことだったのです。

ICU が狭く感じられるほど，家族の方たちが続々と集まって来られました。鋭い視線を感じながら家族に病状を説明しました。そして数時間後，多くの家族に見守られるなか，患者さんは亡くなられたのです。

知り合って間もない患者さんでした。しかし，「家族にとっては本当にかけがえのない人だったのだ」という当たり前のことを痛いほど感じました。そして，化学療法の怖さ，家族とのコミュニケーションの大切さを思い知りました。

④ 血管内リンパ腫

　患者さんは当時 64 歳の女性でした。他の病院で悪性リンパ腫と診断され聖路加国際病院に紹介されました。血管内リンパ腫と呼ばれる特殊なリンパ腫で，転院時にはすでに危篤状態になっておられました。呼吸不全があり，意識障害のために会話は不能でした。

　前医からの紹介状には，「2 週間前から発熱，頭痛，倦怠感があり，呼吸困難も出現し，緊急入院。経皮的動脈血酸素飽和度 97 %（酸素5 L/分下），汎血球減少症，LDH 2,638 U/L，sIL-2R 7,130 U/mL。胸腹部CT は肝臓・脾臓実質の不均一性以外は異常なし。骨髄検査では血球貪食像と CD19・CD20 陽性のリンパ腫様細胞あり。肝生検では類洞内に骨髄内と同様の異型細胞あり（図Ⅰ-6）」とありました。

　前医からは化学療法を勧められたようですが，本人と家族は緩和ケアを希望して当院の PCU（緩和ケア病棟）に入院されました。未治療の悪性リンパ腫ということで，PCU の担当医から血液内科医の私に連絡がありました。

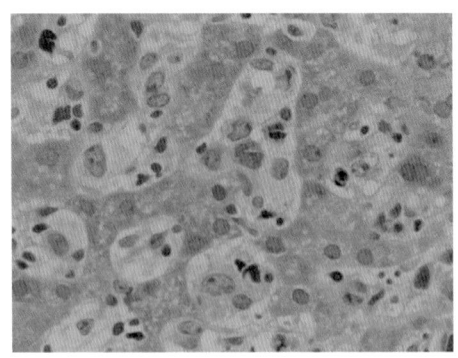

図Ⅰ-6　肝生検
類洞内に多数のリンパ腫細胞を認める。

　連絡を受けて，まずは本人と家族が病気をどのように理解されている
のかを確認することにしました。本人とはコミュニケーションがとれな
いので，娘さんとお姉さんに面談しました。

　「悪性リンパ腫」という診断は，本人にも家族にもきちんと伝えられ
ていました。「抗がん剤治療をしても治るかどうかはわからない。おそ
らくは外出できるほどには元気になれないだろう」と説明されていまし
た。

　「治らないなら，抗がん剤で苦しみたくない。以前，原発不明がんで
夫が最期を過ごした聖路加のPCUに移りたい」というご希望でした。

　本人と家族の理解で「問題がある」と感じたのは，「悪性リンパ腫は
抗がん剤がよく効く腫瘍で，完全に治る可能性もある。重篤にみえても
必ずしも致命的疾患ではない」という認識を欠いていることでした。

　私は，「悪性リンパ腫という血液のがんです。かなり進行していま
す。このまま抗がん剤の治療をしなければ数日中に亡くなられるでしょ
う。でも悪性リンパ腫は抗がん剤が非常によく効く腫瘍です。ご主人の
病気の原発不明がんとは全く異なります。**抗がん剤を使用すれば今より
ずっとよくなられます。完全に治る可能性も残されています。**もちろ
ん，副作用はいろいろありますが」と説明しました。

　娘さんは「私は抗がん剤の副作用がとても怖かったので，母にはそれ
を受けさせないように仕向けました」と言われました。お姉さんは「抗
がん剤でよくなる可能性があるなら，一度は受けさせてあげたい」と言
われました。

　そこで，「もしご本人が悪性リンパ腫について今私がしたような説明
を受けられたら，どう思われるでしょうか。やはり抗がん剤の治療は受
けないでこのまま亡くなることを選ばれるでしょうか。あるいは抗がん
剤の治療を受けてみようと思われるでしょうか。**ご家族の希望ではな
く，ご本人ならどう希望されるかを考えてみてください**」と尋ねました。

　すると，「それほどよくなる可能性が高いなら，本人も抗がん剤治療
を希望すると思います」とお二人とも答えられたのでした。

　そこで，その日のうちにPCUから一般病棟に移っていただいて，す

ぐに化学療法を始めました。予想していたとはいえ，治療効果は劇的でした。急速に意識状態も呼吸状態も改善したのです。

　意識状態が改善してからは，本人にも悪性リンパ腫と入院後の経過について説明しました。当初は，化学療法が施行されていることに驚かれましたが，説明を繰り返すことで，治療を継続することを承諾されました。

　本人と家族には，ともかくも「がん＝死」のイメージがこびりついていました。そのイメージを払拭すべく，「リンパ腫はきちんと治療すれば治る」ことを何度も何度も繰り返し説明したのでした。

　すべての化学療法を終えて，もう 10 年以上になります。本人はずっとお元気です。悪性リンパ腫は治癒したと思われます。

　PCU で症状緩和だけの治療を受けていたら，数日で亡くなっておられただろうと思うと，感慨深いものがあります。

◆物語のサイエンス

血管内リンパ腫

・びまん性大細胞型 B 細胞リンパ腫の一亜型です。腫瘤形成を認めず血管内で腫瘍細胞が増殖し，急速に致死的経過をたどる特異な悪性リンパ腫です。
・血球貪食症候群，CRP・LDH・sIL-2R・フェリチンの高値，胸部 X 線や CT で異常を認めない呼吸不全などの特徴があります。

◇物語のアート

「がん＝死」のイメージが，がんの治療を困難にする？

・すべての悪性リンパ腫の治療が本物語のようにうまくいくわけでは当然ありませんが，未治療のリンパ腫では，化学療法が著効することは

間違いありません。

- 本物語では,「抗がん剤はどの程度効きそうか,副作用はどうか」という医学的判断だけでなく,本人,家族,担当医師が「がんも治せる」と心から思えるかどうかが問われました。**「重篤なリンパ腫だから治せない」と諦めるか,「重篤でも未治療のリンパ腫なら治せる」と信じられるか,です。**

- 本人,家族は,「家族が原発不明がんで抗がん剤の副作用に苦しみ,PCUで亡くなる」経験をされ,「がん＝死」の強いイメージをもっておられました。

- 消化器専門の前医は,「進行したがんは治せない」と考えておられたと思います。リンパ腫の治療経験がほとんどなければ,「重篤でも未治療のリンパ腫なら治せる」とは,考えられなかったのではないでしょうか。

- 本人,家族だけでなく医師までもが,「がん＝死」のイメージをもっていれば,治せるべきがんも治せなくなります。恐怖,怒り,不安,悲しみ,絶望などのマイナス感情は,自然治癒力を低下させます。

- 「がん＝死」のイメージを払拭し,「がんも治せる」と信じてもらえるかどうかが,分かれ道になりました。

自然治癒力

- 医療においては,「病因の特定とその除去」だけでなく,「自然治癒力の回復・向上」も重要です。

- 「科学的医学の問題は,それが十分に科学的でないということに尽きる。現代の医学は,医師と患者とが『自然治癒力』の中に働く肉体と精神との力の管理法を学び取った時に初めて真に科学的になるであろう」

〔ノーマン・カズンズ（著）：笑いと治癒力．岩波書店，2001〕

コラム 私の物語 ② 消化管出血

　私は研修医の3年目で結婚しましたが，その頃のお話です。

　妻が婦人科に受診し鉄欠乏性貧血と診断されて，鉄剤をもらってきました。その数日後のことです。「黒い便が出た」，「胃の調子も悪い」と言うのです。

　内科研修医の3年目ともなれば，すでに多くの消化管出血の患者さんを診ていました。「さては消化管出血かもしれない」とちょっと心配になり，妻にはその思いを伝えました。

　そしてまたその数日後，妻は婦人科の再診を受けて，すごすごと帰ってきました。主治医に「消化管出血ではないでしょう。便が黒いのは鉄剤のためですよ」，「ご主人はそのことを知らなかったの？」と言われたというのです。

　そうなんです。正直に言えば，当時，私は鉄剤で便が黒くなることを知らなかったのです。研修医3年目ともなれば当然知っておくべき常識なんですが。

　「自分の夫は内科の医者なのにそんなことも知らない」と，結婚数か月にして私の医師としての面目は丸つぶれになりました。

　医師として4年目になり，専門科として血液内科を選びました。あれから30年以上の時間が経過しました。血液内科の専門医として，鉄欠乏性貧血の患者さんは，千人以上は診たと思います。そして「鉄剤を飲むと便が黒くなりますが，鉄分の色ですから心配いりませんよ」と，千回以上説明したことでしょう。

　でも，あのときまで鉄剤で便が黒くなることは本当に知らなかったのです。そんな基本的なことなのに。

　思い返せば，何も鉄剤の副作用だけではありません。ごく基本的な医学知識のはずなのにそれを知らないでいる自分にハタと気がつく，そん

な冷や汗の瞬間は今までに何度もありました。

　経験年数が少ないときだけではありません。10年，20年，30年と経験を積んでも，知っておくべき医学常識に決定的な穴があることに気がつくことがありました。さらには，以前は知っていたはずのことをすっかり忘れているということが頻発します。

　もっとも，知っておくべき医学知識そのものが，どんどん変化します。Agency for Healthcare Research and Quality に登録されていた17のガイドラインの評価では，「標準治療の寿命の中央値は5.8年だった」と報告されています（JAMA 286: 1461-1467, 2001）。今ではもっと短いでしょう。

　医学は常に進歩します。現在の標準治療も，5年以内に「不適切な治療」と評価される可能性はかなり高いでしょう。

　Not four years, but forty years. これは米国スタンフォード大学の教育理念だそうです。名門大学に入りそこで4年間過ごすことだけがすべてではない。この4年間は卒業後の40年のためにある，ということです。

　日本の医師の研修では，**Not six years, but sixty years.** でしょうか。医師の研修期間は，研修医と専攻医の6年間がすべてではない。その6年間はその後の60年間の医師人生のためにある，ということになります。

　あの一件以来，「あのときはあんなことも知らなかった」と，妻には何度も冷やかされました。そのたびに，シュンとなります。

II

橙の章
・・・・・・・・・・・・・

忘れられない
患者さんの物語

5. 模擬結婚式
6. 「行ってらっしゃい」
7. セデーション
8. 自然の摂理
9. 一枚の写真
　　コラム 私の物語3　人の縁

5　模擬結婚式

　ある 65 歳の女性の物語です。

　真性赤血球増加症の診断で，ヒドロキシカルバミドと少量アスピリンでコントロールしていましたが，急激な白血球・血小板減少をきたして入院となりました。

　真性赤血球増加症から急性巨核芽球性白血病への転化でした。染色体分析では予後不良を示す−5，−7 を含む複雑な染色体異常を認めました。急性骨髄性白血病に準じた化学療法でいったんは寛解になりましたが，すぐに再発しました。

　化学療法を追加することで，一時的には正常造血の回復があり外泊も可能になるのですが，すぐに増悪して高度の腫瘍熱と四肢の浮腫を生じるようになったのです。

　発熱，浮腫に対して抗菌薬，解熱薬，利尿薬は全く無効でしたが，化学療法が有効でした。緩和的化学療法を繰り返しながら，可能な限り外泊を続けてもらいました。

　入院 5 か月後には白血病性胸膜炎による大量胸水に伴う胸痛，呼吸困難，身の置きどころのなさが出現しました。高度の骨髄抑制からも回復しない状態となり，緩和的化学療法さえ続けられなくなりました。

　胸痛と呼吸困難に対してはモルヒネの持続皮下注，身の置きどころのなさや抗菌薬無効の発熱に対してはデカドロン®を使用しました。これにより，胸痛，呼吸困難，発熱はコントロールされましたが，モルヒネによると思われる意識障害が出現し，ほとんど会話もできなくなりました。

　本人，家族には病状を何度も説明してきましたが，このときは，家族に「生命予後は 1〜2 週間ほどでしょう」とお話ししました。

　ところが，家族から次のように言われたのです。「実は，長女の結婚

式を4か月後に控えているんです。病状が悪いことはわかっています
が，それまでなんとか生かさせてもらえないでしょうか」と。

　残された生命予後はよくても1〜2週間で，4か月後の生存はありえ
ないのに……。

　本人も家族も「もう長くはない」ことはよくわかっておられました。
本人と家族の本当の希望は，「4か月後の長女の結婚式まで生きる」こ
とではなく，「なんとか，長女の結婚式を見届けたい」ということでし
た。

　そこで，一計を案じました。

　聖路加国際病院の旧館には立派なチャペルがあります。「**チャペルで
娘の花嫁姿を披露する模擬結婚式をする**」という企画をしました。

　胸痛と呼吸困難の軽減のために2日前と当日に胸水を排液し，意識レ
ベルの改善目的で当日朝にモルヒネからフェンタニルに変更しました。
これにより，胸痛のない状態で意識状態は改善し，ベッドのままなら病
室からチャペルまでなんとか移動できる状態になったのです。

　こうして，チャペルでの模擬結婚式が実現しました。

　付き添った看護師さんは，そのことを次のように記載しています。

　「ここ数日，意識レベル低下を認め，一昨日より意識レベルⅢで経
過。本日朝6時よりモルヒネからフェンタニルへ変更。出棟前，意識レ
ベルⅡ-20程度だったが，チャペル到着後呼びかけにより開眼。娘さん
の花嫁姿を見てすぐに笑顔になられた。ご家族，医療スタッフの見守り
のなか，チャペルにて写真撮影（**図Ⅱ-1**）。チャペル滞在中，笑顔で，
『ありがとう』『幸せです』『いい人生でした』との発言を繰り返され
る。帰室後も疼痛，呼吸困難なく，意思疎通可能でご家族と会話を交わ
される。表情も穏やかに過ごされた」

　その翌日からまた昏睡状態になりました。そして，模擬結婚式の6日
後，家族に囲まれて本当に穏やかに旅立たれたのでした。

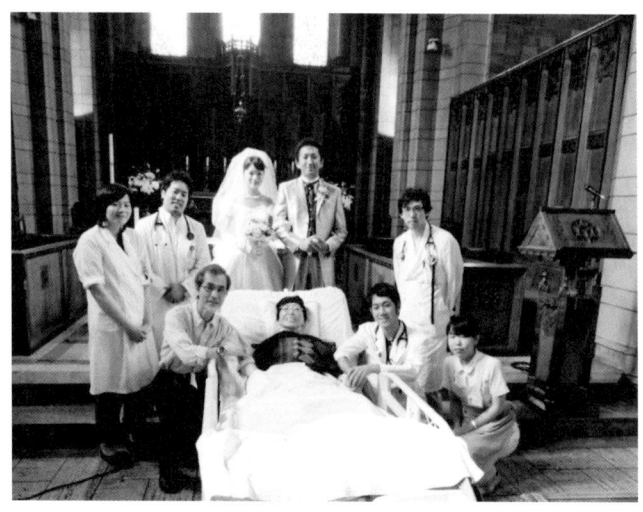

図Ⅱ-1　病院チャペルでの模擬結婚式
（ご遺族の許可を得て掲載）

◈物語のサイエンス

緩和的化学療法とは？

・悪性リンパ腫や白血病は化学療法の感受性が高いので，疾患の治癒や
　延命が困難になっても，マイルドな化学療法によって腫瘍熱，全身倦
　怠感，疼痛などの症状を緩和できることが少なくありません。それが
　緩和的化学療法です。

・終末期には延命よりも QOL（quality of life）の改善が優先されます。
　化学療法は，腫瘍の種類によっては，治癒や延命だけでなく緩和治療
　としても有効なことがあります。

◆物語のアート

To cure sometimes, to relieve often, to comfort always

・「時に癒し，しばしば苦痛を和らげ，常に慰める」という意味です。フランスの外科医 Ambroise Paré の言葉といわれています。
・cure できないことは敗北ではありません。ヒトの死亡率は 100％であり，症状を relieve することや，患者を comfort することは，cure 以上に重要です。
・模擬結婚式を実現してくれた病棟の研修医や看護師さんに，改めて感謝したいと思います。

⑥ 「行ってらっしゃい」

It is by your own eyes and your ears and your own mind and (I may add) your own heart that you must observe and learn.
（あなたが観察し学ばなければならないことは，自分の目で見，聞き，そして心で感じること）

ウイリアム・オスラー

20年近く前の物語です。

「行ってらっしゃい！」という石橋さん（仮名）の快活な声が，病室から出ようとする私の背中を包んでくれました。

彼女は多発性骨髄腫〔IgG, κ型，Durie & Salmon（D & S）分類の病期ⅢA〕の終末期にありました。主治医である私が明日から学会で3日間も留守にすると聞かされたばかりで，不安になったはずでした。それなのに，「行ってらっしゃい！」と元気に送り出してくれたのです。

「心配しなくてもいいですよ。どうぞ心置きなく学会に行ってきてください」と言われたような気がして，後ろ髪を引かれる思いは少し軽くなりました。

石橋さんが初めて私の外来を受診されたのは，この3年前のことでした。当時43歳。血液のがんの一種である多発性骨髄腫でした（図Ⅱ-2）。43歳というのは骨髄腫としては異例の若さでした。

診断が確定した日，ご主人とともに病気の説明をしました。「多発性骨髄腫という血液のがん」，「完全に治すことはできない」，「病気をコントロールすることが一番の目標」という，とてもつらいお話になりました。

こんな話を聞かされると，誰でも頭が真っ白になってしまうもので

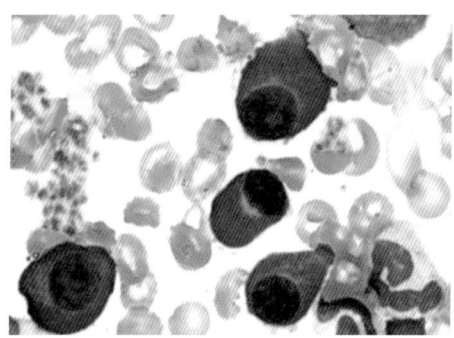

図Ⅱ-2　骨髄腫細胞（骨髄）
異型性のある骨髄腫細胞を認める。

す。事実，ご主人は黙り込んだままになってしまいました。

　そんなご主人を尻目に，「どれくらい生きられるのでしょうか。小学生と中学生の娘がいます。あとどれくらい生きられるのか，どうしても知っておきたいのです」。"ここは一歩も退くわけにいかない"という気迫に溢れていました。

　20年後の今もそうでしょうが，病名や病状，治療方針については丁寧に説明しても，「どれくらい生きられるか」という予測はほとんどしません。生命予後の予測はとても難しいし，安易な予測は希望を奪うことにもなるからです。

　しかし，このときばかりは，「なんとか答えなければ」と覚悟を決めました。

　「数か月間ということはまずないと思います。でも5年，10年というのは難しいかもしれません」。当時，骨髄腫に対する移植療法は一般的でなく，2～3年間というのが常識的な判断でした。

　以後，外来で毎月のように化学療法を繰り返しました。「自分の残りの人生は数年間」と，石橋さんは思い定めたようでした。「自分がいなくなったときのことを考えて，娘の進学先を変更しました」，「娘との思い出作りで，沖縄に家族で旅行してきました」，「○○に行ってきました」と，その準備を着々と進められたのでした。

　診断から2年が経過して，骨髄腫は急に悪くなり始めました。貧血が進行し，骨の痛みが強くなり再入院となりました。新しい化学療法をすることで，病勢は抑えられたのですが，重症の感染症を合併しました。

　一番問題だったのは骨の痛みでした。疼痛専門の看護師や薬剤師とも相談して薬をいろいろ工夫するのですが，どうしても痛みがコントロールできなかったのです。

　病棟の担当医と看護師，疼痛専門の看護師，薬剤師，リエゾンナース，みんなが集まって検討しました。

　「石橋さんはスタッフや家族に対して遠慮する気持ちがとても強い。不安感や孤独感が隠されているのではないでしょうか」。だから，まず「ご主人に今の病状の深刻さを理解してもらって，付き添ってもらったらどうでしょうか」ということになりました。

　確かに，ご主人は病院から足が遠のいていました。妻の深刻な病状に直面することを避けておられたのでしょう。

　私はご主人を病院に呼び出しました。「病気は非常に悪くなっています。今のように自由にお話ができる時間はもうあまりないと思います。残された時間は本当にわずかなんです……」と，何度も繰り返しました。ご主人は，このとき初めて目が覚めたようでした。

　ご主人の働きかけがあって，家族や友人が石橋さんの傍にいつも付き添われるようになりました。

　それが功を奏したのでしょう。痛みが嘘のように改善していきました。痛み止めのオピオイドは不要になり，眠気やイライラも急速に失せていきました。数週間ぶりにリハビリテーションが再開され，無理だと思っていた外泊の可能性まで出てきました。

　「もう我慢しないで，みんなに甘えることにしたの……」，「今まで我慢し過ぎたの……」と，今まで寡黙だった石橋さんから言葉が溢れ出るようになりました。1週間前とはまるで別人です。

　そして，何よりみんなを驚かせたのは，病室を訪ねる誰に対しても，口癖のように「ありがとう」「ありがとう」と繰り返し言われるようになったことでした。それも相手を包み込むような笑顔で。

「自分を抑えて人に遠慮するのはもうやめよう。今の自分にできる精一杯の笑顔と言葉でみんなに感謝しよう」。そのように決意されたようでした。

学会で3日間病院を留守にした翌日は日曜日でした。日曜日の早朝，自宅に「石橋さんが敗血症性ショックで危険な状態になった」と連絡が入りました。

病室に駆けつけると，すでに家族が石橋さんの周りを取り囲んでいました。「岡田先生が来てくれたよ」とご主人が声をかけましたが，今にも止まりそうな呼吸をしている石橋さんからは何の反応もありません。

そのわずか数分後でした。心電図モニターが急にフラットになりました。私の到着を待っておられたかのようなタイミングでした。

モニターが心停止を示すのを目にしたとき，学会に行く前日の「行ってらっしゃい」という石橋さんの声が，どこからか聞こえたような気がしました。そして，「行ってらっしゃい」と言われたあのとき，「これはお別れの言葉だ」と心の奥底ではわかっていたことに気がついたのでした。

石橋さんのあの温かい笑顔と声。20年近く経った今でも，鮮やかに蘇ります。**想い出すたび，幸せのエネルギーが体の中にしみこんでくるのです。**

◆物語のサイエンス

疼痛コントロール

・疼痛には，身体的疼痛だけでなく，精神的疼痛，社会的疼痛，スピリチュアルペインもあります。
・痛み止めの薬をどんなに工夫しても取れなかった疼痛が，家族や友人が付き添うようになってから嘘のように改善しました。それは，精神的疼痛，社会的疼痛，スピリチュアルペインも改善したからだと思います。

・多職種のチームで対応することで，疼痛のコントロールだけでなく，
「人は最期の瞬間まで成長できる」ことを教えられました。

◇物語のアート

不可思議光とは？

・死が近づいて，死を真正面から見つめるようになると，あらゆるもの
が輝いて見えるようになるそうです。

・この光り輝く世界の存在は古来より知られ，親鸞はこの光を**不可思議
光**と名づけています。「この光に逢うと，生への執着がなくなり，死
の恐怖もなくなり，安らかで清らかな気持ちになり，すべてを許す気
持ちになり，あらゆるものへの感謝の気持ちが溢れるようになる」と
いうのです。

・石橋さんも，最期は不可思議光を見ておられたのではないでしょうか。

・31歳の若さで亡くなった井村和清医師による『飛鳥へ，そしてまだ
見ぬ子へ』（祥伝社，2002）にも，不可思議光と思われる記述がありま
す。

　「癌の肺への転移を知った時，覚悟はしていたものの，私の背中は
一瞬凍りつきました。……（中略）……その日の夕暮れ，アパートの
駐車場に車を置きながら，私は不思議な光景を見ていました。世の中
がとても明るいのです。スーパーへ来る買い物客が輝いて見える。走
りまわる子供たちが輝いて見える。犬が，垂れ始めた稲穂が，雑草
が，電柱が，小石までもが輝いて見えるのです。アパートへ戻ってみ
た妻もまた，手をあわせたいほどに尊く見えました」

7　セデーション

　「大学病院の治療に同意できない」あるいは「がんセンターの標準的な治療に抵抗性になった」などの理由で，転院されてくる患者さんは少なくありませんでした。63歳女性の川野さん（仮名）もそんなお一人でした。

　2つの大学病院で，非ホジキンリンパ腫（びまん性大細胞型B細胞リンパ腫，心臓原発，病期ⅣB），慢性C型肝炎，甲状腺機能低下症と診断されて，聖路加国際病院のPCU（緩和ケア病棟）に転院して来られました。大量の右胸水と心嚢水貯留のために呼吸困難と疼痛があり，川野さんはすっかり死を覚悟されて，最期の緩和ケアを求められたのでした。

　PCUの担当医から連絡を受けて，ご本人とご家族に時間をかけて説明しました。「リンパ腫は普通のがんと違って，抗がん剤がとてもよく効きます。最初から諦める必要はありません。頑張って治療を受けましょう」。

　なんとか同意いただいて，PCUから一般病棟に移り，化学療法が始まりました。洞不全症候群になりペースメーカーを入れたり，ニューモシスチス（カリニ）肺炎でICU管理が必要になるというトラブルもありましたが，心臓の腫瘍も大量の胸水や心嚢水もすっかり消失しました。

　しかし，残念なことに，1年後には肋骨，後腹膜，頸部，甲状腺，大動脈周囲と次々に再発病変が認められるようになり，外来で放射線療法や化学療法を続けることになりました。

　病変があっても症状はほとんどなかったのですが，2年後には右背部痛が出現し，2回目の入院となりました。新たな化学療法を行うことで，痛みはすぐに消失しました。忙しい外来とは違って，病室で川野さんとゆっくりお話しすることになりました。

「病気をして，死ぬようなつらい思いをしたけれど，悪いことばかりではなく，いいこともありました。新たに気づくこともありました」

「今までの人生はひたすら仕事でした。体に無理をかけて，優しくしてあげられなかった。それががんの原因だったと思います。**がんが『いい加減に，自分の体を大切にするように』と教えてくれたのだと思います**」

「公園を散歩すると，緑がこんなにも美しかったのかと感激するようになりました。生きていてよかったと思います」

「よくなりたいと思います。でも，以前のように何が何でもよくならなければとは思わなくなりました。ダメならダメでそれを受け入れようと思えるようになりました。またよくなれば，恵まれない子供たちのために童話の絵本を作りたいと考えています」

堰を切ったように，この 2 年間の思いが溢れ出しました。

その後も，外来と入院とで治療を続けましたが，疼痛や呼吸困難は増悪と寛解を繰り返しながら，徐々に悪化していきました。

発症 4 年後が最後の入院になりました。

緩和的化学療法の適応もなくなり，モルヒネの持続投与でも疼痛は完全にはコントロールできず，強い全身倦怠感や悪心が続いていました。

そんなある日，川野さんは意を決したように言われました。

「リンパ腫になって 4 年間，本当に頑張ってきました。もう思い残すことはありません」

「がんになってよかったと思います。急に死んでしまう病気ではなくて，ゆっくり考える時間があって，最期の選択を自分でできることに気がつきました」

「先生方はあまりしたくないかもしれませんが，24 時間眠っている状態にしてほしいのです」

「この考えは，ひらめくように思いついたんです。これでさわやかな明るい気持ちになれました。私はいったん決めたら，もう迷わないんです」

川野さんは，誰に相談することもなく，セデーション（鎮静）を受け

ることを決められたのでした。

　「川野さんがそこまでよくよく考えて決められたことですから，そのようにしたいと思います。ただ，ご家族のお気持ちもありますから，みなさんにも集まっていただいて，よく話し合ってから決めましょう」

　数日後，病室にご主人，お兄さん，娘さん，私，病棟医，看護師がみんな集まりました。

　今までの長い経過を説明した後に，ご本人がセデーションを希望されていることをお伝えしました。ご本人は，みんなに申し訳なさそうに「そうしてほしい」と言われたのでした。

　しかし，ご家族は反対でした。「自分の人生だから，本人が自分の意思で選択してほしい。ただ，今の段階ですぐ眠るという選択はしないでほしい」と，お兄さんが言われました。

　すぐにセデーションをすることは見送られました。しかし4日後，再び，「もう眠りたい」という強い希望がありました。ご家族はご本人とよく相談されたのでしょう。今度はすぐに同意されて，セデーションが開始されました。

　苦しみから解放されてとても穏やかで静かな時間が流れました。そして，9日後に，永眠されたのでした。

　深夜の死亡宣告には間に合わず，翌朝の霊安室でお会いすることになりました。霊安室で多くのお顔を拝見してきましたが，ほとんどの方は，長い闘病生活から解放されて見違えるように柔和な優しいお顔になられます。

　川野さんは，単なる柔和な優しいお顔ではありませんでした。「なんて美しいお顔だろう」，「こんなにきれいな人だったんだ」と驚嘆したのでした。

　思わず，娘さんに「きれいですね……」と言うと，「ありがとうございます。おかげさまで，最期は本当に安らかでした」と微笑まれたのでした。

◆■物語のサイエンス

終末期のセデーションの要件

① 患者の死期が数日から数時間と迫っている。
② 患者が耐えがたい身体的苦痛を体験している。
③ すでに他の緩和治療は十分に実施されているが，それでも現在の身体的苦痛がコントロールできない。
④ 患者がセデーションを希望している（患者の意思表示が困難な場合，患者が実施を希望していると推測できる）。
　上記 ①〜④ のすべてを満たすことが要件となります。

終末期のセデーションと安楽死との違い

・セデーションの目的は，安楽死と違って，死をもたらすことではなく苦痛を緩和することです。
・死をもたらす薬剤ではなく，苦痛緩和のための薬剤を投与します。第 1 選択薬は，川野さんがそうであったように，ミダゾラム（ドルミカム®）です。
・適切に行われれば，患者の死期を早めることなく苦痛が緩和されます。

◇物語のアート

がんの原因

・川野さんは，「今までの人生はひたすら仕事でした。体に無理をかけて，優しくしてあげられなかった。それががんの原因だったと思います。がんが『いい加減に，自分の体を大切にするように』と教えてくれたのだと思います」と言われています。臨床経験から得た実感からも合点がいくお話でした。
・『どんなガンでも，自分で治せる！』（川竹文夫・著，三五館，2017）に，

同様の記述があります。

　「私たちは，ガンは大切なメッセージを伝えてくれていると，学んでいます。ガンになるまでの私たちの生き方は，他ならぬ自分自身の心と身体にとって，とても辛い生き方になっている。だからそれを改めなさい。そして，その辛い生き方を改めれば，ガンが治ることはもちろん，かつて味わったことのないほどの，健康と幸せな人生が手に入るというものです」

⑧　自然の摂理

　長く医師をしていると，忘れられない患者さんに何人も出会います。
林さん（仮名，女性）はそのなかでもとりわけ忘れられない方です。

　林さんが急性骨髄性白血病（AML）で入院されたのは，20 年以上前
のことです。まだ 30 歳代の若さでした。白血病の治療の際に用いられ
た輸血が原因で，今でいう C 型肝炎ウイルスに感染されましたが，白
血病は再発することなく完全に治ったと思われました。

　20 年以上，数か月ごとに外来に来られました。1 年に一度，腹部エ
コーで肝臓をチェックしていましたが，問題になる所見はありませんで
した。

　C 型肝炎ウイルスを排除する治療をお勧めし，肝臓の評価のために
CT を撮ることになりました。

　CT でも肝臓には問題はなかったのですが，なんと進行した膵がんが
見つかりました（図Ⅱ-3）。

　お元気で自覚症状も全くなかったのですが，専門医の診断は「手術適

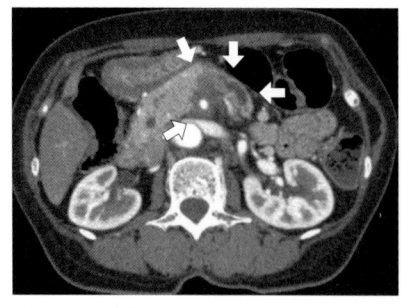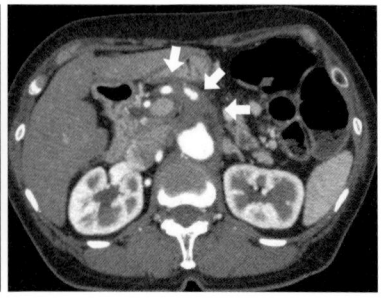

図Ⅱ-3　腹部 CT
膵体部背側に長径 1.1 cm 大の境界不明瞭の結節影があり，背側に連続して腹腔動脈
と上腸間膜動脈に沿って軟部濃度影が広範囲に認められる。

応はない」というものでした。

「膵がんに対して化学療法を行うかどうか」について，がんセンターや大学病院の4施設に，セカンドオピニオンで受診されました。

4施設とも，「診断は進行した膵がんであり，生命予後は化学療法をしても3〜6か月だろう。化学療法を勧めるが，本人の希望による」という意見でした。

「化学療法をしても生命予後がそんなに悪いのなら，無治療で経過をみたい」と自分で決断されました。「通院に便利な自宅近くの大学病院がよい」ということで，大学病院の専門医を主治医にされました。

血液内科の私の外来は，膵がんが見つかって以後，林さんの希望で3か月ごとから1か月ごとになりました。

「生きられる時間は長くても半年」と，いとも簡単に覚悟されました。

毎月の外来のたびに，「今回は大丈夫だろうか」とドキドキしましたが，（ご本人の言われるX dayの）6か月が過ぎても，7か月が過ぎても，お元気そのものでした。

症状といえば，軽度の下痢と体重減少だけでした。少し重めの体重が適正体重になったぐらいでした。大学病院でCTを再検されましたが，「膵がんの進行はない」というのです。

「死ぬ気満々だったのに，ちょっと拍子抜けしています」と林さんは言われました。

CTの画像所見は典型的な膵がんでしたが，組織診断までしていませんでしたので，「ひょっとして膵がんは誤診？　膵がんとしては非常にまれな組織型？」と私のほうが考えるほどでした。

しかし，「いやいやそんなことはない。膵がんは普通だけど，林さんが特別なんだろう」，「林さんの考え方や生き方が，膵がんの進行をゆっくりにさせているのだろう」と，考え直しました。

20数年前に「急性骨髄性白血病」と告知したときも，驚くほど落ち着いておられました。当時，白血病の告知はまだ一般的ではなかったのですが，ご主人から「彼女は何を言っても大丈夫です」と言われ，ありのままをお話ししたのです。

　「何を言っても大丈夫」といっても，白血病と言われたときは死を覚悟されたはずです。でもそれを乗り越えられたのです。

　膵がんだとわかったとき親しい知人には，「自分がいつ死ぬかわかってよかった」と言われたそうです。「膵がんをむしろ感謝すべきこと」のように言われ，その知人は，「とても驚いた」と話されていました。

　「生命予後3〜6か月」と言われた後，「今までの生活でストレスになっていることをすべて整理した」と話され，まさに「死ぬ気満々」だったのです。

　かといって「生きる」ことを捨てられたわけではありません。がんの進行を抑えるべく，野菜をたっぷり摂り，十分に休息されるようになったのです。

　診断から1年が経過した頃から，膵がんの症状の背部痛が出現するようになりました。最期は大学病院で迎えられる予定でしたが，聖路加国際病院の「私のリビングウィル」（p.81 参照）も作成されました。大学病院の主治医や緩和ケア医にもそれを呈示されたそうです。

　私の外来の最後は，亡くなる1.5か月前でした。腹水が増え，かなり痩せておられましたが，いつも通りにお話しできました。「息子は『命は永遠で，死んでも向こうの世界で生きる』と言っています。私にはよくわかりませんが」と，死後のことも話し合いました。

　亡くなられたのは，膵がんの診断から20か月後でした。4施設の専門医が予測した「生命予後3〜6か月」よりずっと長くお元気でした。

　亡くなられて3日後，ご主人から手紙が届きました。その中に私宛の林さんの手紙（次頁）が入っていました。

　「膵がんと診断された後，家族や知人に遺書を書きました」と言われていたのが，私にも届いたのでした。

林さんからの手紙

　……

先生には 20 数年にわたり診察して頂き心よりお礼申し上げます。

20 数年前，白血病で退院する私に「病気になったことを良かったと思える人は，予後が良いようです」とおっしゃって下さいましたことを，ずっと支えに生きてまいりました。

そのおかげで白血病はうまくコントロールできたものの，今回はついに終わりの時を迎えてしまいました。

　……

先生と出会えてどんなにか心穏やかに病を受け入れ，日々をゆったりと過ごすことができましたことか，感謝の思いで一杯です。

私は自然の摂理に従い生きてまいりましたので，今回もそれに従い少しばかり早く旅立つことといたします。

　……

◆物語のサイエンス

がんの原因

・がんの 2 大原因は，臨床疫学的には喫煙と感染（肝炎ウイルス，ヒトパピローマウイルス，ピロリ菌など）です。この 2 大原因が排除できれば，男性のがんの半数，女性のがんの 1/4 が予防可能だそうです。

・がんの原因としてほかに，飲酒，運動不足，肥満，食生活の問題（高塩分，野菜・果物の摂取不足）も知られています。要するに，がんは生活習慣病です。

- これらは，計測しやすい原因です．臨床経験の実感からは，定量化が困難な「精神的ストレス」もがんの大きな原因だと考えます．
- 過剰なストレスが続くと，間脳・脳下垂体の異常をきたし，自律神経・ホルモンの異常，免疫機能の異常が起こることが知られています．腫瘍免疫に異常があれば，がん細胞の増殖を阻止できなくなります．

◇物語のアート

「病気＝不幸」？

- 「病気＝不幸」とは限りません．「健康＝幸せ」とは限らない，と同じです．
- 林さんの白血病の治療が終了して間もない頃，林さんは次のように言っておられました．「私は白血病になってつくづくよかったと思います．もしこの病気になっていなければ，自分の今までの生き方を見直すことはできませんでした．この病気のおかげで，自分の人生をやり直すことができたのです」と．
- **「病気は神様からの贈り物」**という言葉があります．誰も病気にはなりたくありませんが，病気と苦闘する経験によって，「病気は人の成長を促すメッセージであり，病気は神様からの贈り物」だとわかるようになるということです．

生死について忘れていること

- 慌ただしく生きていると，私たちは生死について 3 つのことを忘れています．
- **「人は必ず死ぬ」**ということ，**「人生は一度しかない」**ということ，**「人はいつ死ぬかわからない」**ということです．
- ラテン語でメメント・モリ（死を忘れるな）という言葉があります．古代ローマで，将軍が凱旋パレードをした際に使われた言葉だそうで

す。「今日は絶頂にあるが，明日はどうなるかわからない。気を抜いてはいけない」とばかりに，従者に「メメント・モリ，メメント・モリ」と叫ばせたというのです。

・「自分がいつ死ぬかわかってよかった」，「今までの生活でストレスになっていることをすべて整理した」，「死ぬ気満々でした」という林さんの言葉は，**死を意識することで，死に至るまでの生を輝かせるような生き方でした。**

死を克服する

・『死ぬ瞬間』の著者キューブラー・ロスは，「末期患者が最も安心するのは，何らかの方法で死を克服した人が患者の側にいることである」と言っています。

・林さんは他人ではなく自分のなかに，死を克服した自分をもっておられました。**自然の摂理に従って最期まで自分らしい生き方をされました。**「人事を尽くして，天命を待つ」とよく言われますが，林さんの場合は，「天命に安んじて，人事を尽くす」という生き方でした。

⑨ 一枚の写真

　1989 年 6 月，乳がんの宣告を受けたとき，福本さん（仮名）は 44 歳でした。大学を卒業後，オーストリアのインスブルックに留学。その後，17 年間ドイツの航空会社に勤め，新たに社会保険労務士として開業の準備を始めた矢先でした。乳がんの手術は成功し，翌年には開業を果たされました。

　1993 年 6 月，事業が軌道に乗った頃でした。がんが，骨，肝臓，肺，副腎に転移していることが判明したのです。「このまま放置すれば，6 か月の命」という主治医の説明は，ご主人から彼女にそのまま伝えられました。それでも彼女は，外来での治療を続けながら，事業を拡張したのでした。

　1995 年 5 月，高度の貧血がみられるようになり，血液内科に紹介されました。急性骨髄性白血病（AML）でした。染色体分析から，乳がんに使用した抗がん剤が原因の二次性白血病と考えられました。

　彼女の治療方針を決めることは容易ではありませんでした。進行期乳がんによって生命予後が限られている以上，白血病の治癒を目指すことには意味がないからです。

　「白血病と乳がんの病勢をコントロールしながら，残された人生の質をできるだけ高める」という方針にしました。寛解導入療法によって完全寛解になった後，地固め療法は 2 回で終了し，異例の早期退院としました。自宅での生活を少しでも長くするためです。

　入院中，彼女はいつもパソコンに向かっていました。化学療法中というのに，どこにそんなエネルギーがあるのか不思議でした。退院後の外来で，その謎が解けました。「中学生の息子に形見のつもりで書きました」と 1 冊の本を差し出したのです。彼女の自叙伝でした。その日の夜，本のページを繰りながら，彼女のダイナミックな人生に吸い込まれ

るような気がしました。「人生を楽しみなさい」，「チャレンジしなさい」と叱咤激励される思いでした。

　1996 年 3 月，白血病が再発しました。外来で頻回の輸血が必要な状態になりましたが，「8 月になったら蓼科に，家族で旅行したいんです。旅行が終わったらいつ死んでもいいんです」と懇願されました。

　彼女の自叙伝から，蓼科は家族みんなにとって特別な地であることを知っていましたので，危険を顧みず承諾しました。綱渡りをするような思いで送り出しましたが，満面の笑みで病院に戻ってきたときには，胸をなでおろしました。

　同年 10 月，激しい頭痛のために緊急入院となりました。痛みのあるなかで，「もう輸血も，抗菌薬も一切の延命治療はやめてほしい。とにかく痛みだけを取ってほしい」と言われました。家族も同じ考えでした。

　それからは，緩和ケアに徹することになりました。

　字を書く力は失われていましたが，絵を描く力は残っていました。病室に飾られた花や病室の窓から見える建物が，サインペンで次々に描かれていきました。シンプルでいて色彩豊かなスケッチに，誰もが驚嘆しました。「手が震えるから，かえっていいんじゃないの」とご主人。

　病室はいつも明るい笑い声に包まれました。「これが余命いくばくもない人の病室なのだろうか」と信じられない思いで，病室を訪れるのが楽しくなりました。

　「人の迷惑を顧みず，自分のしたいことをやってきた人生でした。本当に楽しかった。死ぬのはちっとも怖くない」，「毎朝，目覚めると，『ああ，まだ生きているんだ』と思うんです」。淡々と発せられる彼女の言葉に，「自分の人生の最期も，こんな風であったら」と夢想しました。

　彼女の絵があまりに好評なので，病院のホールで彼女の絵の個展をしようということになりました。みんなで準備をしたところに，彼女がベッドごとホールに降りてきました。「先生，ありがとうございました」と，彼女は私に両手を差し伸べてくれました。その瞬間，ご主人のカメラのフラッシュが光りました。参加者みんなに何度もお礼を言う彼女に，「最期までやることがあって，○○ちゃんらしくていいわね」とお

姉さんが微笑みかけました。

　1996 年 11 月，個展が始まって 2 日後，彼女は息を引き取りました。「本人は，数日前から，○日の金曜日に死にたいって言っていました。土日の前ならみんなにあまり迷惑をかけなくてすむからって」とご主人。

　彼女の手のぬくもりが残るあのときの「一枚の写真」は，私の宝物になりました。写真を見るたびに，「人生を楽しんでいますか」，「チャレンジしていますか」と励まされるのです。

◆物語のサイエンス

二次性白血病とは？

・がんに対する化学療法や放射線療法が原因で，二次的に発症した白血病です。
・発症時期は化学療法の種類によって異なります。トポイソメラーゼⅡ阻害薬では 2〜3 年後，アルキル化剤では 5〜7 年後に多いといわれます。
・予後は不良であることが多いのですが，最近では同種骨髄移植によって治癒することもあります。

◇物語のアート

死を穏やかに受け入れる

・「人の迷惑を顧みず，自分のしたいことをやってきた人生でした。本当に楽しかった。死ぬのはちっとも怖くない」という彼女の言葉に，偽りはなかったと思います。「毎朝，目覚めると，『ああ，まだ生きているんだ』と思うんです」という安堵とも落胆とも違うさりげない言葉が，心の底にずっと残っています。
・人生を存分に楽しみ，チャレンジすることを忘れなかった人は，死に

臨んでも「死を穏やかに受け入れ，周囲の人に癒しを与える存在になる」ということを，教えられました。

・彼女が亡くなられた1996（平成8）年頃は，終末期医療に光があまり当たっていませんでした。終末期医療への関心を深められたのは，彼女のおかげです。

健康と幸福

・彼女は健康には恵まれなかったかもしれませんが，とても幸福な人生でした。

・幸福とは何によって決まるのでしょうか。幸福は，健康や病気よりも上位の概念といえます。

・「この世界」の人の悩みは主に3つです。「健康」，「お金」，「人間関係」です。「この世界」の人の苦しみは主に4つです。生老病死。「生まれること」，「老いること」，「病気になること」，「死ぬこと」です。

・健康であるためには，適切な食事，禁煙，節酒，十分な運動，十分な睡眠，ストレスへの対処が大切です。

・幸福であるためには，健康だけでなく，お金や人間関係，生きがいも大切になります（図Ⅱ-4）。

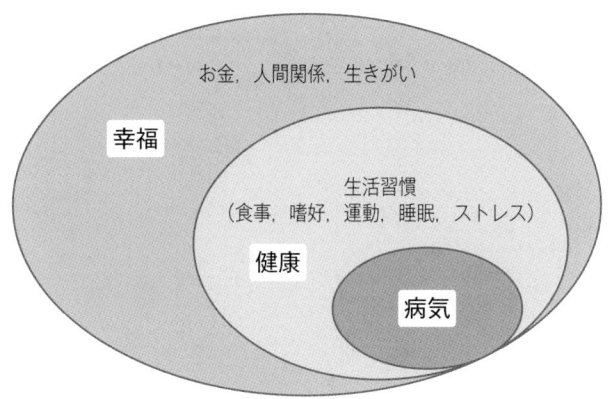

図Ⅱ-4　病気と健康と幸福

・医療の目的は，人の病気を治すこと，健康にすること，さらには幸せにすることです。

幸福を生み出す源泉

・生涯をとおして幸福を生みだす最大の源泉は，無形の資産です。健康であること，家族や友人との人間関係，好奇心や情熱が得られる生きがいです。

〔リンダ・グラットン，アンドリュー・スコット（著）：LIFE SHIFT ― 100 年時代の人生戦略．東洋経済新報社，2016〕

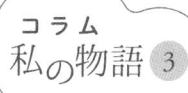

コラム
私の物語 ③　　人の縁

　10 年ほど前の春のことです。血液病棟の新人看護師の歓迎会が，築地のこぎれいなレストランで行われました。

　前の席には病棟の中堅看護師が座っていました。会が始まる前に，彼女が何か意を決したように話しかけてきました。

　「ずっと前から先生に一度聞いてみようと思っていたんですが……。私は聖路加で生まれたんです。そのときの母子手帳ですが，手帳の担当医の名前が岡田と書かれているんです。1981 年当時，先生はひょっとして聖路加におられました？」

　「え，1981 年ですか。はい，1981 年は研修医 1 年目で，産婦人科をローテーションしていました。当時，16 人の赤ちゃんを取り上げました」

　「えー！」「うそー！」　彼女も私も思わず大きな声を出してしまいました。「私が彼女を取り上げた!?　いつも一緒に働いている彼女を？」

　彼女の生まれは東京ですが，その後は父親の転勤で転々と住所を変えたそうです。でも最終的に東京の地で聖路加国際病院の看護師として仕事を始め，血液病棟で働いていたのです。そして，その日は病棟の新人看護師の歓迎会に出席し，私の目の前に座っていたというわけです。

　私はというと聖路加国際病院の研修医として 4 年目まで研修し，その後 9 年間は大学にいて，1993 年にまた聖路加国際病院に戻り血液内科医として働いていたのです。

　30 年近く前に研修医だった私が取り上げた赤ちゃんが，目の前の妙齢の女性。しかもその彼女は普段の仕事仲間。

　人の縁の不思議さに心が震えました。

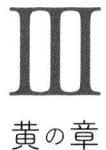

III

黄の章

トリッキーな
患者さんの物語

10. 高カリウム血症
   コラム 私の物語4
   「まあ，大丈夫だと思いますよ」
11. 潜在性鉄欠乏症
12. 汎血球減少症
13. 貧血の改善

⑩ 高カリウム血症

　患者さんは 75 歳の女性です。

　本態性血小板血症で外来フォロー中でした。ある日，腰痛で近くの整形外科に受診されました。そこでの血液検査で「大変な異常だからすぐに主治医に診てもらうように」と言われ，あたふたと血液内科の外来に受診されました。紹介状の血液検査所見は以下の通りです。

WBC 5,300/μL，Hb 10.9 g/dL，PLT 50.1 万/μL，Cr 0.64 mg/dL，K 6.8 mEq/L

　血算はほぼいつも通りですが，K 6.8 mEq/L の高カリウム血症があります。

　この高カリウム血症，どう思われますか。

　おそらく緊急性はありません。**偽性高カリウム血症**だと思われます。

　本例のように血小板増加があると，採血管内で血液凝固に伴い血小板から大量のカリウムが流出します。そのために偽性高カリウム血症を呈します。

　聖路加国際病院に受診されるときは，採血から測定までの時間がいつも短いので問題になることは少ないのですが，測定までに時間がかかると高度の高カリウム血症を生じます。

　近医で K 6.8 mEq/L もの偽性高カリウム血症をきたしたのは，採血から測定までの時間が長かったからと思われます。念のため，その日も採血してすぐに測定しましたが，K 4.8 mEq/L と正常値でした。

　ご本人には以前から「カリウムが高値でも，血小板増加に伴う見かけだけのもので，体の中のカリウムは正常だから心配いらないんですよ」と説明はしていました。でも，近医の先生に「すぐに主治医に診てもら

うように」と言われて，びっくりして緊急の受診になったのです。

◈物語のサイエンス

偽性高カリウム血症とは？

・偽性高カリウム血症とは，血液中の真のカリウム値は正常なのに，採血管内で高カリウム血症を呈する現象です。
・偽性高カリウム血症を呈する最も多い原因は，溶血です。赤血球の破壊によって赤血球内のカリウムが放出されるためです。駆血帯を長時間して採血するだけでも生じます。
・全血の検体を冷蔵保存した場合にも，細胞内のカリウムが細胞外に放出されて偽性高カリウム血症を呈します。
・もう一つの原因が，本物語のように血小板増加がある場合です。多くの血小板が崩壊することで細胞外へカリウムが放出され，偽性高カリウム血症を呈します。特に，血小板数が60万/μL以上でよくみられます。
・血小板増加による偽性高カリウム血症が疑われたときは，通常の血清カリウム値ではなくヘパリン採血によって血漿カリウム値を測定すれば，真のカリウム値が確認できます。

◇物語のアート

患者さんが理解できるように説明する

・血小板増加に伴う偽性高カリウム血症の病態は，私の説明では75歳の患者さんには理解が難しかったようです。近医の先生もご存知なかったと思います。
・近医の先生が慌てられたことで，患者さんもパニックになりました。患者さんへの説明の仕方にもっと工夫が必要だったと反省しました。

コラム 私の物語 ④ 「まあ，大丈夫だと 思いますよ」

　病院の中堅医師として，血液内科の専門外来だけでなく，WIC（walk in clinic；予約のない当日外来）を担当していた頃の物語です。

　喉の違和感の訴えで受診した20歳代前半の女性を診察しました。この年齢にしては珍しく父親が同伴されていたのが，少し気になりました。ご本人は，「喉が詰まった感じで物が飲み込みにくい。数日前に近くのクリニックで薬をもらったが，ちっともよくならない」と，大きな声で，大げさに訴えられました。

　頸部を触診して咽頭を診察しましたが，特別な所見はありません。体調はよさそうで，全身状態はどうみても悪くありません。悪くないというより元気で興奮気味です。不安や緊張の強い患者によくみられる咽頭違和感，いわゆるヒステリー球（咽喉頭異常感症）だろうと考えました。

　「まあ，大丈夫だと思いますよ。でもあんまり心配だったら耳鼻科の先生にも診てもらいましょうか」と軽く言いました。

　その軽く言った「まあ，大丈夫だと思いますよ」がいけなかったのです。

　彼女は烈火のごとく怒り出しました。「よく調べもしないで，どうして大丈夫だなんて言えるんですか」。椅子から立ち上がり，診察室の外まで筒抜けるような声で，「ああだこうだ」と訴え始めたのです。収拾がつかなくなりました。付き添いの父親がなだめすかそうとしますが，どうにもなりません。看護師が何事かと診察室に飛んで来ました。

　正直，困りました。

　「前の先生は喉を見て，何か難しい病名を言ってくれた。何もないはずはない。なんなら前の先生に確かめてください」とすごむのです。そして，手持ちのバッグからそのクリニックの電話番号を探して，目の前に差し出すのです。"この場で電話して確かめろ"というわけです。も

のすごい剣幕に負けて，おずおずと電話することになりました。

　電話口の向こうに出られた先生は，「病名といったって，『咽頭炎』と言っただけですよ」と，申し訳なさそうに返答されました。

　彼女に向き直って，「咽頭炎といって，喉が少し赤くなって炎症があるということで，心配はいらないと言われていますよ」と説明しました。彼女は，それでも興奮冷めやらなかったのですが，父親の懸命のとりなしと「耳鼻科でもよく診てもらいましょう」とこちらが言うことで，その場はなんとか収まりました。

　彼女が診察室から出て行くのを見届けた後，深いため息が出ました。疲労感が一気に押し寄せてきました。先ほどの看護師が，「本当に大変でしたね。お疲れ様でした」と同情してくれました。

　「まあ，大丈夫だと思いますよ」という言葉，この患者さんには禁句だったんです。

11　潜在性鉄欠乏症

　患者さんは 46 歳の女性です。健康診断で「フェリチンが低い」こと
を指摘されて，病院の血液内科に受診されました。
　血算とフェリチンは以下の通りでした。

WBC 6,800/μL，Hb 13.9 g/dL，MCV 82.7 fL，PLT 38.3 万/μL，フェリチ
ン 9.1 ng/mL

　詳しく尋ねると，「なんとなく体がだるい」ということでした。
　ヘモグロビン（Hb）は 13.9 g/dL と正常で貧血はありません。平均赤
血球容積（MCV）も 82.7 fL（基準値：80～100 fL）で正球性です。フェ
リチンは体内の貯蔵鉄の指標になりますが，聖路加国際病院の女性の基
準値は 4.0～64.2 ng/mL，男性は 18.6～261.0 ng/mL です。
　ここでお尋ねします。この患者さんに鉄剤の適応はあるでしょうか。
　答えは Yes です。貧血はなく，フェリチンは病院の基準値内ですが，
鉄剤の適応はあります。
　女性のフェリチンの基準値は，全国のどこの施設でも上記の 4.0～
64.2 ng/mL 前後を採用しています。しかし，実はこの基準値が正しくな
いのです。日本鉄バイオサイエンス学会による基準値は，男女とも 25～
250 ng/mL を採用しています。12～25 ng/mL は貯蔵鉄の減少，12 ng/mL
未満は貯蔵鉄の枯渇という判断です。
　したがって，この患者さんのフェリチン 9.1 ng/mL は貯蔵鉄の枯渇状
態なのです。
　「でも，フェリチンが低くても貧血がなければ，鉄剤は不要でしょう」
と思われますか。いいえ，そうではありません。貧血がなくても潜在性

鉄欠乏症（フェリチンが 15 ng/mL 以下）があると，全身倦怠感などの症状を生じることがあり，鉄剤を使用すれば症状が改善することがわかっています。

　Hb 12.0 g/dL 以上，フェリチン 50 ng/mL 以下で，全身倦怠感のある 18 歳以上の閉経前の女性 90 名を対象とした報告（Blood 118: 3222-3227, 2011）では，半数に鉄剤を静注し，半数にはプラセボを静注して，全身倦怠感の改善度を調べています。結果は，フェリチンが 15 ng/mL 以下の対象者では，鉄剤の静注群はプラセボ群と比較して有意に（$p = 0.005$），全身倦怠感の改善を認めたというのです。

　以上から，**貧血がなくても（Hb 12.0 g/dL 以上でも），潜在性鉄欠乏症があれば（フェリチン 15 ng/mL 以下であれば），鉄剤による治療によって全身倦怠感が改善するということになります。**

　鉄欠乏性貧血は日本人女性の約 1 割（およそ 600 万人）と推定されますが，潜在性鉄欠乏症に至っては，2009（平成 21）年度の厚生労働省の「国民健康・栄養調査」によれば，日本人女性の約 2 割（およそ 1,200 万人）にあると推定されます。この患者さんのように月経のある女性では実に約 4 割です。

　したがって，フェリチンの基準値を決める母集団に鉄欠乏性貧血や潜在性鉄欠乏症の女性が多く含まれているために，女性のフェリチンの基準値が誤って低く設定されているのだろうと推測されます。

　潜在性鉄欠乏症の症状は，全身倦怠感だけでなく女性の多くの不定愁訴と重なります。鉄欠乏症はうつやパニック症候群の原因になることもあり，「うつやパニック症候群の多くは，食事療法と鉄剤の使用で改善する」という報告もあります。

　貧血があれば全身倦怠感を生じるのはわかりやすいのですが，それでは潜在性鉄欠乏症で全身倦怠感を生じるのはどうしてでしょうか。

　それは，鉄の体内での役割が，赤血球の構成成分だけではないからです。鉄は筋肉に存在するミオグロビンの成分にもなり，鉄欠乏があると筋力低下や疲労感を生じます。鉄は様々な酵素を活性化したり，酵素の構成成分にもなり，コラーゲン合成，エネルギー産生，神経伝達にも関

わります。

　したがって，貧血がなくても鉄欠乏があると，筋力低下，疲労感，コラーゲンの劣化，エネルギー代謝の低下，神経伝達物質やホルモンの働きの低下をきたすことになります。セロトニン，ドーパミン，ノルアドレナリンの分泌の抑制によって，感情が不安定になることも推測されます。

　この患者さんには，フェロミア® 50 mg/日を開始しました。1か月後，「鉄剤を始めてから，頭がすっきりするようになりました。こんなにも違うものなのだとは思いませんでした」と感謝されました。Hbは14.1 g/dLとほぼ同様でしたが，フェリチンは9.1 ng/mLから19.7 ng/mLまで増加していました。

　4か月後，Hb 15.6 g/dL，フェリチン 41.2 ng/mLとなり，ようやく鉄剤を中止しました。

◆物語のサイエンス

貧血の基準（WHO）と潜在性鉄欠乏症

・貧血の基準（WHO）は，Hbによって決められています。
　① 新生児や成人男性では13 g/dL以下
　② 学童や成人女性では12 g/dL以下
　③ 乳幼児，妊婦，高齢者では11 g/dL以下
・成人女性で，Hbが12 g/dL以上で貧血がなくても，フェリチンが15 ng/mL以下（潜在性鉄欠乏症）であれば，鉄剤の適応があります。

◇物語のアート

鉄欠乏でうつやパニック症候群に

・血液内科医として鉄欠乏性貧血や潜在性鉄欠乏症の患者を診ることが

多かったのですが，鉄剤の使用で不安やうつが改善する例も少なから
ず経験しました。

・うつやパニック症候群の患者で，フェリチンを測定して鉄欠乏性貧血
や潜在性鉄欠乏症があれば，向精神薬以上に食事療法や鉄剤が有効な
可能性があります（藤川徳美：うつ・パニックは「鉄」不足が原因だった．光
文社，2017）。

日本は世界有数の鉄欠乏大国

・日本人女性の約1割が鉄欠乏性貧血，約2割（月経のある女性では約
4割）が潜在性鉄欠乏症と推定されていますが，鉄欠乏の実態とそれ
に伴う心身の不調の深刻さは，ほとんど知られていません。

・鉄剤を使用することで，もっと元気になれる鉄欠乏性貧血や潜在性鉄
欠乏症の女性は非常に多いと思われますが，現状ではほとんど放置さ
れたままです。

・欧米を中心とした50か国以上では，国民の鉄不足を国家的な問題と
考え，小麦粉にあらかじめ鉄が添加されるなどの鉄補給対策がなされ
ているそうです。日本では何の対策もされていません。

・「鉄欠乏症の多くの女性が放置されている」のは，日本の国家レベル
の問題ではないでしょうか。

12　汎血球減少症

患者さんは19歳の女性です。

4日前から発熱，全身倦怠感があり，近医を受診して薬を処方されています。しかし全身倦怠感が続くため，他のクリニックを受診したそうです。そこでの血液検査で高度の汎血球減少症を認め，聖路加国際病院ER（救急部）に緊急搬送となりました。

クリニックとERでの血算は以下のようでした。

クリニック：WBC 1,900/μL，Hb 8.1 g/dL，PLT 0.9万/μL
ER　　　　：WBC 10,300/μL，Hb 14.5 g/dL，PLT 28.9万/μL

クリニックでは高度の汎血球減少症を認めますが，ERではヘモグロビンも血小板も正常で軽度の白血球増加だけです。

この血算の乖離をどう考えたらいいでしょうか。

クリニックでの「採血上のミス」が最も考えられます。

クリニックとERでの採血は，数時間しか違いません。それなのに，白血球1,900/μL ⇒ 10,300/μL，ヘモグロビン8.1 g/dL ⇒ 14.5 g/dL，血小板0.9万/μL ⇒ 28.9万/μL と，常識的にはありえない変化です。

貧血症状も出血傾向もありませんから，クリニックの血算が間違っているとしか考えられません。

それではどうしてこのような"偽性汎血球減少症"が生じたのでしょうか。

ご本人に質問すると，答えはすぐに明らかになりました。

クリニックで点滴をされてから，ERに搬送されてきたのですが，「クリニックではどこから採血してもらいました？」と尋ねると，「ここか

らです」と。「ここから」とは点滴をしている左腕です。

　点滴をしている同じ腕から採血すると，当然のことながらとんでもない"偽性汎血球減少症"や"偽性電解質異常症"を生じることになります。

　結局，「クリニックで言われた汎血球減少症は全く心配いらない」ということになりました。

　でも，一つ疑問が残ります。

　ER での白血球 10,300/μL の増加はどう考えたらいいでしょうか。

　これは真の白血球増加だと思います。発熱や全身倦怠感を生じた感染症などが原因の可能性も考えられますが，おそらくそうではないでしょう。

　患者さんは，「風邪がなかなかよくならない」と不安に思って 2 番目のクリニックに受診したのです。そこで採血を受けたら，「白血球も赤血球も血小板もすごく少ない。急いで大きな病院に行きましょう」と突然言われたのです。「大変な病気になった」と衝撃を受けたはずです。救急車が呼ばれ，（ピーポー，ピーポーと大きな音を出す）救急車に乗って ER まで運び込まれたのです。どんなにか，ドキドキしたことでしょう。

　当然，体内のカテコールアミンが急上昇して，白血球は増加するでしょう。

◆物語のサイエンス

白血球増加をきたす疾患

・急性の白血球増加をきたす主な疾患は，感染症です。
・感染症以外でも，中毒，急性出血や溶血，組織壊死（心筋梗塞，手術，熱傷など），薬剤，運動など，ステロイドやカテコールアミンが増える病態では反応性に白血球は増加します。本例のような精神的ストレスもそうです。

・白血球の主体を占める好中球は，全体の75％が骨髄中の貯蔵プール
にあり多くは末梢血に放出されることなく死滅します。20％が骨髄中
の前駆細胞として存在し，わずか5％だけが末梢血に存在していま
す。しかも，3％は血管壁に粘着していて，2％だけが循環プールに存
在しています。したがって，**血液検査で測定しているのは，全好中球
中の2％だけです。**

・慢性の白血球増加で見逃されやすい疾患に，喫煙による反応性増加と
慢性骨髄性白血病があります。

◇物語のアート

「検査結果＝疾患の病態の反映」？

・「血液検査の結果は，疾患の病態を反映する」ことは確かですが，本
物語のように，「採血手技のミス」や「患者さんの精神的ストレス」
によっても大きな影響を受けます。臨床現場のピットフォールになり
ます。

⑬ 貧血の改善

　患者さんは骨髄異形成症候群（MDS）で入院中の70歳男性でした。

　汎血球減少症があり，進行性の貧血と血小板減少に対してときどき輸血をしていました。

　入院8日目から14日目の血算を示します（表Ⅲ-1）。

　白血球は1,600〜1,800/μLでほぼ一定です。血小板は，10日目の2.0万/μLの後に輸血を行い，14日目には3.3万/μLに増加しています。

　問題はヘモグロビンです。輸血もしないのに，8日目の8.7 g/dLが10日目には10.0 g/dLまで改善しています。そして，14日目は8.2 g/dLといつもの値に戻っています。

　輸血もしないのに急に貧血が改善するという現象。一体，何が起きたのでしょうか。

　他のデータの整合性から患者検体の取り違えは考えられませんでした。検査室での測定ミスもまずありえないでしょう。

　何か変わったことといえば，入院10日目から担当の研修医が変わったことぐらいです。新しく担当になった研修医に「何か変な採血しなかった？」と尋ねましたが，「きちんと採血しました」（疑われても困る）という返答でした。

表Ⅲ-1　入院8日目から14日目の血算

	8日目	10日目	14日目
WBC（/μL）	1,600	1,600	1,800
Hb（g/dL）	8.7	10.0	8.2
MCV（fL）	98.8	99.7	100.8
PLT（万/μL）	3.6	2.0	3.3

血小板輸血

　10 日目のヘモグロビン 10.0 g/dL は，きっと何か「採血上の問題だろう」と思いましたが，私には原因はわかりませんでした。

　ベテランの血液検査技師さんに上記のデータを見せて，「何が考えられる？」と尋ねてみました。

　検査技師さんはすぐに答えてくれました。「真空採血管による直接採血ではなく，大きなシリンジで採血して，シリンジの血液を複数の真空採血管に分注したのではないでしょうか。シリンジ内の血液がきちんと攪拌されていなくて，濃縮された血液を血算用の真空採血管に分注したのだと思います。前にも同じようなことがありましたから」（図Ⅲ-1）。

　「なるほど，そういうことか」と思い，担当の研修医に改めて確認してみたところ，まさに検査技師さんのお話の通りでした。新しく患者担当になった 10 日目だけ，大きなシリンジを使って採血して真空採血管に分注したそうです。

　これで謎が解けました。採血の手技の問題による「**ヘモグロビンの偽性高値**」だったのです。

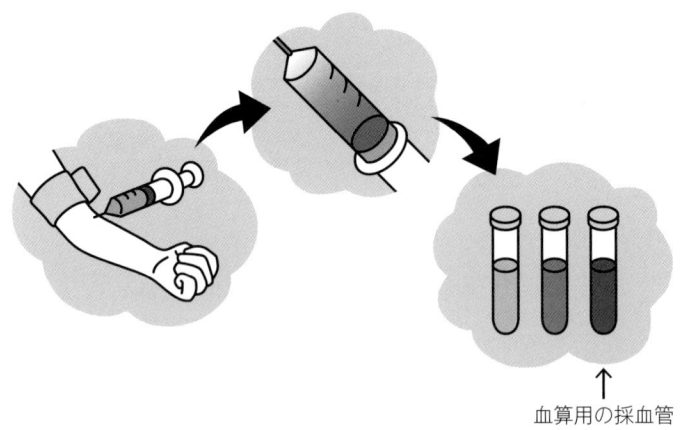

血算用の採血管

図Ⅲ-1　ヘモグロビンの偽性高値
（シリンジをよく攪拌しないで最後に濃縮された検体を分注）

◆物語のサイエンス

体位性偽性貧血とは？

・臥位で採血すると立位で採血したときより，ヘマトクリットが低値になる現象です（Mayo Clin Proc 80: 611-614, 2005）。
・臥位になると血漿量が増えて血液が希釈されることが，その原因です。
・本物語は採血手技の問題による血液の濃縮現象でしたが，体位性偽性貧血は体位による生理的な血液の希釈現象です。
・全国どこの施設でも，原則として外来では座位で採血し入院では臥位で採血します。したがって，ヘマトクリットやヘモグロビンの値は，入院（臥位採血）時は少し低く，外来（座位採血）時は少し高くなっていると推測されます。

偽性血小板減少症とは？

・抗凝固薬（EDTA）の使用にもかかわらず採血管内で血小板凝集が生じ，血球計測器で血小板数が誤って低くカウントされる現象です。
・0.1〜0.2％（1,000人に1〜2人）にみられますが，病的意義はありません。

◇物語のアート

血液検査結果はいつも正確か？

・私達の頭の中には，「オーダーした血液検査結果は，正確に出て当然」という思い込みがあります。
・でもリアルワールドでは，「適切に採血して，適切に測定されなければ，検査結果は不正確」になります。
・検査結果が不正確になる原因としては，本物語のように，「不適切な測定であることは少なく，不適切な採血であることが多い」のです。

IV

緑の章
. . . .

リビングウィルと
患者さんの物語

14. リビングウィル
コラム 私の物語5
「どうして話をしてくれなかったんですか？」

15. 糸ミミズの這った字

16. 「私のリビングウィル」
コラム 私の物語6 熱烈な女性ファン

17. シニアドック

18. 大往生
コラム 私の物語7 突然死

⑭　リビングウィル

　「実は，本人はこんなものを持っていたのです」と，角川さん（仮名）の奥様から1枚の紙が差し出されました。そこには角川さんのリビングウィル（生前遺書）が記載されていました。

事故に遭遇＆倒れた場合
　意識がない場合先ず「血小板の数値が低い」事に留意して欲しい
　出血の多い交通事故の場合は手の施し様が無いと云われている
　又　血管障害（脳梗塞　脳出血　心筋梗塞）など大きな手術は
　非常に困難だといわれている
　投薬の範囲で天命を待つ
　搬送先の医師に聖路加国際病院の担当医と連絡をとってもらうと
　より適切な処置がとれるものと思われる
　医師の判断にもよるが　基本的には「生命維持装置　人工呼吸
　栄養補給」は一切行わず「延命措置」は行わないで欲しい

- - -

　メモ　聖路加国際病院　TEL 03-3541-5151（代）
　　　　聖路加国際病院の診察券NOは○○○
　　　　血液内科　岡田　定　医師
　　　　内分泌内科　○○　医師

　一読して，凍りつきました。
　なぜなら，角川さんはたった今，急変して，挿管・人工呼吸管理を始めたばかりだったからです。
　角川さんは73歳男性でした。4年前に健康診断で血小板減少（14.2万/μL）を指摘されて紹介受診されました。特発性血小板減少性紫斑病（ITP）と診断し，徐々に血小板減少が進みましたが，ピロリ菌は陰性

で除菌療法の適応はなく，出血傾向もないので無治療で経過観察していました。

しかし，入院1か月前には2.7万/μLまで低下し，紫斑も認めるようになりました。角川さんには糖尿病もあったのですが，ステロイド治療もやむをえないと考えて入院となりました。血小板は1.0万/μLまで低下していました。

インスリンを使用しながらプレドニン®を3週間継続しましたが，血小板の増加効果はなく，脾臓摘出を予定していました。

入院23病日の朝のことです。角川さんは嘔気・嘔吐，めまいを訴えられました。右小脳の出血（図Ⅳ-1）でした。少しでも血小板を増やすべく，血小板輸血，大量γグロブリン療法，止血薬，厳重な血圧管理を開始しました。

角川さんと奥様にはCT画像を示しながら説明しました。「残念ながらITPではめったにない脳出血が起こってしまいました。保存的治療で血腫が吸収されるのを待つしかないですね」。

角川さんはいつものようにとても冷静でした。付き添っていた奥様は，本人から「付き添わなくてもいい」と言われ，15時頃に病院を後にされていました。

頭部CT（朝）　　　　頭部CT（夕方）

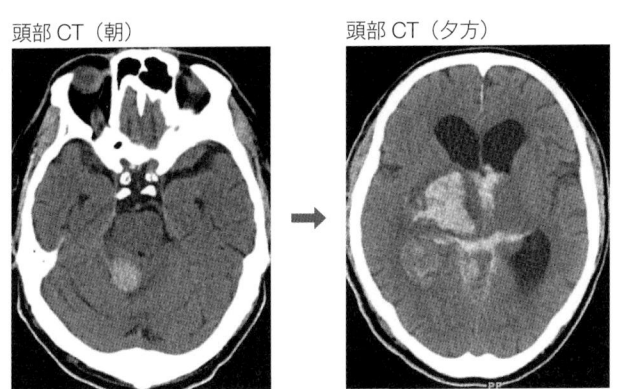

図Ⅳ-1　頭部CT（朝・夕方）
朝：右小脳出血。
夕方：右小脳から右視床〜橋の出血，水頭症。

　大事件はその直後でした。角川さんの意識状態が急激に悪くなり，すぐに失調性呼吸になりました。病室で緊急挿管し，ICU での人工呼吸管理が始まったのです。夕方に再検した CT では血腫の急激な広がりを認めました（図Ⅳ-1）。

　角川さんの人工呼吸管理を開始した直後に，それを明確に拒否する角川さんのリビングウィルを知る。なんというタイミングの悪さでしょう。

　ご家族は以前から本人のリビングウィルを承知されていたようです。しかし，残念なことに主治医の私には知らされていませんでした。「なぜ今までリビングウィルが聞き出せなかったのか」と悔やまれました。

　翌日に施行した脳波はほぼフラットになっていました。「延命措置を拒否するリビングウィルが明らかになって，今後の治療はどうするのか？」　とても悩ましい問題が突きつけられました。法的には人工呼吸器を止めることはできません。

　でも本人の意思を尊重するということは，「『生命維持装置，人工呼吸，栄養補給』は行わない」ということなのです。

　奥様，息子さん，娘さん，弟さんと何度も話し合いの場をもちました。奥様は，夕方の急変時に付き添っていなかったことを何度も悔やまれました。ご家族の総意は，「本人が望んでいない今の状況は継続してほしくない」でした。

　ICU から病室に戻り，栄養補給，抗菌薬，抗浮腫療法を次々と中止しました。病棟担当医・看護師とも相談して，呼吸器の設定も調節しました。予想外に低酸素血症にはならず，一見安定した状態が続きました。

　「これでは父の死が悲しみではなく喜びになってしまう」という息子さんの言葉が心に刺さりました。

　最低限に減らしていった生命維持治療の 14 日目，ベッドサイドで全員が見守るなかで心電図モニターはフラットになり，穏やかな死亡宣告となりました。

　「この 2 週間，父と本当に濃密な時間をもつことができました。結果的に父が一番満足していると思います」

　息子さんが，そうポツリと言われました。目に光るものがありました。

◆物語のサイエンス

ITP〔特発性血小板減少性紫斑病（免疫性血小板減少症）〕の予後

・ITP は生命予後良好な疾患です。血小板減少に伴い紫斑を認めることはよくありますが，致命傷になることはまれです。
・ただ本物語のように，複数の治療が無効な難治例では，深部出血（脳，肺，消化管）を合併して致命傷になることがあります。このようなケースは全体の 1% 以下と推定されています。ITP 患者 100 名以上の個人的な経験でも，角川さんが唯一です。

◇物語のアート

リビングウィルを実現するには？

・リビングウィルを実現するには，本人，家族，医療者の 3 者でリビングウィルを共有しておくことが重要です。
・角川さんのようにリビングウィルを作成されている方はまれなのですが，残念ながら家族と共有しているだけで，医療者と共有されていませんでした。
・もっとよくあるのは，本人と医療者はリビングウィルを共有していても，家族と共有されていないことです。
・角川さんのリビングウィルは，その通りには実現できませんでした。でも，息子さんが最後に言われた「結果的に父が一番満足していると思います」の言葉にとても救われました。

コラム
私の物語 ⑤

「どうして話をして
くれなかったんですか？」

　10年以上前のことです。患者さんは40歳代前半の独身男性で，疾患は血管免疫芽球性T細胞性リンパ腫という予後不良な悪性リンパ腫でした。

　予後は不良なのですが，最初の化学療法の効果は劇的で，数か月来の発熱，全身性のリンパ節腫脹，皮疹は一気に消失しました。途中，ニューモシスチス肺炎（当時はカリニ肺炎）も合併しましたが重症化することなく，1年ほどは全く順調な経過でした。しかし，いったん再発してからが大変でした。治療抵抗性になり，化学療法の効果は毎回一時的で，何度も高熱を繰り返しました。

　「一人暮らしで仕事をしなければ生活できない。なんとか外来で治療してほしい」という本人の強い希望で，入院治療もままならず，綱渡りのように外来化学療法を続けることになりました。

　しかし，病状は徐々に悪化し，生命予後も限られたものになりました。本人には，病状だけでなく生命予後についても何度も説明しました。当然，家族にも理解してもらう必要があったのですが，付き添いはなくいつも本人だけの受診でした。

　独身で兄弟もなく，別居している70歳代の両親は健在だったのですが，治療がよく奏効していた最初の頃にお会いしただけで，病状が悪くなってからは説明のチャンスが作れないままでした。察するに，本人から両親に病状を伝えることはほとんどなかったようです。話しても悪い情報は伝えていなかったようです。

　そんなある日，患者さんが救急車で救急外来に搬送されるという事態になりました。連絡を受けて救急室に行くと，高熱と経口摂取不良でいつにも増して憔悴した患者さんと，その横に久しぶりの母親の姿がありました。

　「これはきちんと話をしないといけない」と緊張感が走りました。「ちょっとお話をしましょうか」と申し出たところ，母親も待ち構えておられました。今までの経過を順に説明し，最後に「病気は治療抵抗性であり，残念ですがもう長くは生きられないと思います」と付け加えました。

　母親はひどく驚いた様子でした。「そんなことは初めて聞きました。最初はあんなにうまくいっていたのに。あのまま治ると思っていたのに……」，「久しぶりに会ったらこんなことになって。どうしてこんなことになったんですか？」，「こうなる前にどうして話をしてくれなかったんですか？」　徐々に，質問というより詰問になりました。尋ねるというより怒りと不信があらわになりました。病状を詳しく説明することが，なんともむなしく感じられました。

　患者さん自身は病状をよく理解されていたと思います。でも，両親はほとんど理解されていなかったのです。「年老いた親に心配をかけるわけにはいかない」という息子の気遣いがそうさせたのでしょう。

　でも，母親の身になってみればどうでしょうか。久しぶりに会った一人息子が変わり果て，主治医から「長くは生きられないだろう」と知らされるのです。どれほど，無念で情けない思いをされるでしょう。主治医に対して，怒りと不信の念をもつのも当然なのです。

　結局，その後父親にも同席してもらい，通院に便利な自宅近くの病院に転院することになりました。そして数か月後，転院先の主治医から訃報が届きました。

　もっと早く両親に説明することはできなかったのだろうか，と悔やみました。

　「こうなる前にどうして話をしてくれなかったんですか？」

　母親の怒りを含んだせつない声が今も耳に残ります。

⑮　糸ミミズの這った字

Few are those who see with their own eyes and feel with their own hearts.
（自分自身の目で見，自分自身の心で感じる人は，とても少ない）

アルベルト・アインシュタイン

　「お誕生日おめでとうございます！」 耳元で大きな声で呼びかけると，黒田さん（男性，仮名）はちょっとうれしそうにうなずきました。
　その日，2000（平成 12）年 5 月○日は，黒田さんの 94 歳の誕生日でした。「今日は黒田さんのお部屋で，Happy Birthday to You を歌わなくっちゃ」と看護師さんが話していたのを聞きつけて，勇んで病室を訪れたのでした。
　病室におられた義理の娘さんが，「まだ，ちゃんと自分の誕生日も言えるんですよ」と言われ，「黒田さんのお誕生日はいつですか」と尋ねてみました。「明治 39 年……，5 月○日」。かすかな声ですが，確かに聞き取れました。
　「先生，ちょっとこれを見てください。おじいさんが書いたんです」と，義理の娘さんが A4 の紙を取り出しました。見るとなにやら書いてあります。
　筆圧の弱い消え入りそうな字です。ミミズ，それも糸ミミズの這ったような字です。目を凝らしてよく見ると，いくつかの字は「自宅」と読めるのです。30 個ほどのばらばらに書かれた字のすべてが，「自宅」のようなのです。
　黒田さんは，長年，自宅でてんぷら店を営んでおられたそうですが，7 年前に初めてお会いしたときはすでに引退されていました。慢性骨髄単球性白血病が見つかり，毎月，義理の娘さんに付き添われて外来に来られました。

腰は少し曲がっていますが, 背が高く, 杖をつきながらもかくしゃくとしておられました。「調子はいかがですか？」と聞くと, 「はい, ありがとうございます。先生もお変わりなく, いい男で」と答えられるのが決まり文句でした。その後は, いつも義理の娘さんがこの1か月の病状を的確に説明されるのでした。

病状は安定していましたが, 通院することは困難になり, 訪問看護を依頼するようになりました。義理の娘さんだけが, 薬を取りにときどき病院に来られました。「おじいさんは, 看護師さんが来るのがとっても楽しみなんです。いつもは寝ているのに, その日に限って朝から起きて待っているんですよ。『彼女はまだか』って言うんですよ」。

そのうちに, 経口の抗菌薬を使用しても熱が下がらず, ほとんど食べられなくなり, やむなく入院となりました。誤嚥性肺炎でした。点滴による抗菌薬は有効で, 2週間もすると熱は下がり, 肺炎の影も吸収されました。しかし, 経口摂取を始めると, また誤嚥性肺炎を起こすのです。何度も同じことを繰り返しました。胃瘻造設をして経管栄養をしましたが, 誤嚥性肺炎は防げませんでした。

退院の可能性は絶望的になりました。そういうときに迎えたのが, 冒頭の94歳のお誕生日だったのです。

「自宅」という字が確認できた私に, 義理の娘さんが, 「家に帰りたくって仕方がないんですよ。『一杯, やりたい』という仕草もするんです」と言いました。

「自宅」「自宅」「自宅」……という, 糸ミミズの這った字に, 黒田さんのただならぬ思いを感じ, 胸が熱くなりました。一瞬考えてから, 義理の娘さんに, 「お家で最期を看取るための退院というのはどうでしょうか？」と言いました。「実は, 主人も, 『もう治療はいいから, 家に連れて帰ってもいいんじゃないか』と言ってくれているんです」。

話はあっという間にまとまりました。

家族の意思の再確認, 往診医への紹介状作成, 訪問看護部への依頼, 症状増悪時の薬の準備と, 退院の準備が整いました。

黒田さんに, 「明日退院　自宅に帰りましょう」と大きな字で書いた

紙を見せました。出てきた言葉は，「お支払いはどうしましょう」でした。

　退院の日，点滴，経管栄養，酸素，尿カテーテルなどの管は，すべて外されました。スタッフみんなが見送るなかで，晴れやかな退院となりました。

　自宅に帰られてから 3 日後，温かい家族に囲まれて，いつ息が止まったかわからなかったほど静かな最期だったそうです。

◆物語のサイエンス

臨床倫理の 4 分割法（Jonsen AR ら）

・本物語の黒田さんへの対応を，臨床倫理の 4 分割法：① Medical Indication（医学的適応），② Patient Preferences（患者の意向），③ QOL（Well-being）（幸福追求），④ Contextual Features（周囲の状況）で考えてみます。

　① 医学的適応：94 歳の黒田さんの生命予後は絶対的に不良でした。最期まで延命にこだわれば，入院治療の選択肢しかありません。

　② 患者の意向：本人が必死の思いで書いたであろう「自宅，自宅」の文字と家族の観察から，「自宅に帰りたい」という強い意向が読み取れました。

　③ 幸福追求：本人にとって長年住み慣れた自宅に帰ることは，命を縮めることになっても QOL を大きく改善するでしょう。

　④ 周囲の状況：同居している家族も自宅で看取ることを希望され覚悟されていました。

◇物語のアート

急性期病院の高齢者医療

・急性期病院の医療は，命を救うことと延命が中心になります。

・私は急性期病院に長く在籍しましたが，「医学的適応」はいつも心がけていても，「QOL」や「本人の意向」，「周囲の状況」にどれほど気を配ってきたのか，心もとない気がします。

・特に予後不良な高齢者では，「入院治療によって結果的に，恩恵よりも弊害を与えたことも多かったのではないか」と思うことがあります。

・高齢者は，自分の意向を表出できず，ひたすら我慢していることが少なくありません。黒田さんの場合も，家族が「糸ミミズの這った字」を発見しなければ，そして，周囲のみんながその意味を感じ取っていなければ，自宅に帰ることはできなかったでしょう。

16 「私のリビングウィル」

　10年近く前のお話です。87歳女性の西村さん（仮名）は，血液内科の外来に定期的に受診されていました。

　数年前に濾胞性リンパ腫（病期ⅠA）を発症されましたが，治療後は再発することなくずっとお元気にされていました。ところが，その日はいつになくしんみりとしておられました。

　「身内を何人も看取ったけれど，私が本当に悪くなったときは決して無理な延命はしないでくださいね。最期は苦しみたくないんです。人に迷惑をかけないで楽に死なせてほしいんです」と，何度も同じことを繰り返されるのでした。

　身内の方を看取るときに，何かつらいことでもあったのでしょうか。

　「最期のことをそんなに心配されているんですか。無理な延命はしないで，苦しまないで，人に迷惑をかけないで，というお気持ちなんですね」

　当時，聖路加国際病院では「私のリビングウィル（生前遺書）」のシステムが始まったばかりでした。

　早速，この「私のリビングウィル」のシステムを使うことにしました。システムの概要を説明して，「私のリビングウィル」の小冊子（図Ⅳ-2）をお渡ししました。

　次の外来でその小冊子を持ってこられました。病気や事故で意識や判断能力の回復が見込めない状態になったときは，「3. 継続的な栄養補給は希望しないが，点滴等の水分補給は希望する」に，○がしてありました。

　西村さんの署名だけでなく西村さんの意思に同意した家族の署名もありました。私も西村さんの意思を確認して署名しました。さらに，その内容を電子カルテの「私のリビングウィル」のテンプレートに転記しま

もし，あなたが病気や事故で意識や判断能力の回復が見込めない状態になった場合，どのような治療を望まれますか？

下記の5つのうち，ご自身のお考えに最も近いものに○印をつけてください。

1. 人工呼吸器，心臓マッサージ等生命維持のための最大限の治療を希望する。

2. 人工呼吸器等は希望しないが，高カロリー輸液（ゆえき）や胃瘻（いろう）

   などによる継続的な栄養補給を希望する。

3. 継続的な栄養補給は希望しないが，点滴等の水分補給は希望する。

4. 水分補給も行わず，最期を迎えたい。

5. 治療の判断を（　　　　　　　　　）に委ねる。

6. その他（　　　　　　　　　　　　　　　　　　　　　）

　　　　　　　　　　　　　　年　　月　　日

本人署名 ＿＿＿＿＿＿＿＿＿＿＿＿

　　　　　　　　　　　　　　年　　月　　日

同意者署名 ＿＿＿＿＿＿　続柄 ＿＿＿＿＿

同意者署名 ＿＿＿＿＿＿　続柄 ＿＿＿＿＿

　　　　　　　　　　　　　　年　　月　　日

医療者署名 ＿＿＿＿＿＿　職種 ＿＿＿＿＿

図Ⅳ-2　「私のリビングウィル」の一部

した。

　家族と医療者に確認された西村さんのリビングウィルが，小冊子と電子カルテの両方で確認できるようになりました。「これで無理な延命は

されない」という準備が整い，西村さんはとても安堵されました。

　診療現場で接する高齢者のほとんどは，「みんなに迷惑をかけてまで無理に長生きしたくない。もう助からないなら延命はしてほしくない」と希望されます。しかし，現実はというと，最期まで本人の意思に沿った治療が行われているわけでは決してありません。最期には本人の意思は確認できなくなり，家族や医療者の意思や価値観で治療方針が決定されることが少なくありません。

　最期になり（意思を表明できない）本人は「無理な延命はしてほしくない」と仮に望んでおられても，家族が「わずかでも可能性があれば，積極的な治療をしてほしい」と希望されれば，医療者は積極的な治療をせざるをえなくなります。

　でも元気なうちに本人の意思を家族と医療者が確認していれば，最期まで本人の意思を尊重できます。それが「私のリビングウィル」です。

　「私のリビングウィル」を作成した後，なんというタイミングでしょうか。

　そのわずか1か月後，西村さんは突然に広範囲の脳梗塞を起こし昏睡状態に陥られました。「病気や事故で意識や判断能力の回復が見込めない状態」そのものになられたのです。

　「私のリビングウィル」が活きました。西村さんの意思表示通り，積極的な延命処置はしないで，「点滴等の水分補給」だけを行い，西村さんは自然で安らかな最期を迎えられたのです。

　霊安室がある病院の地下1階で，出棺をお見送りしました。霊柩車が出ていくとき頭を垂れながら，「西村さん，これでよかったですね」と心のなかでつぶやいたのでした。

◆物語のサイエンス

リビングウィルとは？

・リビングウィルとは，living will の音訳です。
・「尊厳死の権利を主張して，延命治療をしないように希望する」など
　の意思表示です。またはそれを記録した遺言書です。

「私のリビングウィル」の検索の仕方

1. 検索エンジンに「聖路加国際病院」と入力する。
2. 聖路加国際病院のホームページを開く。
3. サイト内検索で，「私のリビングウィル」と入力する。

◇物語のアート

死期を予感されていた？

・西村さんは 87 歳と高齢でしたから，いつ何が起こっても不思議では
　なかったのですが，「私のリビングウィル」を作成したその 1 か月後
　に，突然の脳梗塞で昏睡状態になられました。何かご自分のなかで死
　期を予感するものがあったのでしょうか。
・**人として「どう生きるか」は誰もが問題にしますが，「どう死ぬか」**
　を問題にして意思表示する人は限られています。西村さんは「どう死
　ぬか」について，ご自分の意思を通されたのでした。

「私のリビングウィル」を紹介するタイミング

・**患者さんと信頼関係にある主治医が，「この患者さんにはリビング**
　ウィルが必要」と感じたときが，ベストのタイミングだと思います。
・血液内科の外来をしている頃は，患者さんが「もう長生きはしたくな
　いんです」のような話をされたときが，チャンスでした。その場で，

「私のリビングウィル」の冊子を手渡して紹介しました。

・宿泊人間ドックでは，シニアドック（75歳以上対象の3日ドック）の結果説明の最後に，「私のリビングウィル」を紹介しました。

・紹介するときは，「『長く生きたい』とはあまり思われないかもしれませんが，『最期まで元気でいたい』とは思われるでしょう。人は誰でも最期を迎えますが，そのときに無理な延命がされないようにするために，このような方法があります」のようにお話ししました。

コラム 私の物語 ⑥　熱烈な女性ファン

　読者のみなさんのなかにも，あなたへの信頼が厚くてあなたのファンのような患者さんもおられるのではないでしょうか。

　私にも熱烈な女性ファンがおられました。川辺さん（仮名）という方です。"熱烈な"女性ファンなのですが，ただし，84歳とかなりのご高齢でした。

　10年ほど前のことです。

　いつものように外来をしていると，受付のほうから，「先生が昔，診ておられた患者さんで，先生にお礼が言いたいという方が来られています。どうされますか」という連絡が入りました。

　その日の外来はかなり混んでいて，予約なしの患者さんに会うのは，「困ったなあ」という気持ちでした。「でも，やむをえないか」と考え，忙しい外来の合間にお会いすることにしました。

　それが当時84歳の川辺さんでした。なんと29年前，川辺さんが55歳だったときに，私が研修医として担当していたそうです。申し訳ないことに，私には当時の川辺さんの記憶はほとんどありません。もちろん記録も残っていません。リンパ節炎（？）があって，私が担当していたというのです。

　「当時は，私はとてもわがままな患者で，みなさんに本当にご迷惑をおかけしました。この歳になるとそのことがよくわかるんです。でも先生には，当時とても親切にしていただきました。本当にお世話になりましてありがとうございました」，「先生のお姿を，この前，病院の中でチラッとお見かけしたんです。なんとか先生にお会いしてお礼を言わなくちゃと思い，病院に来たときは先生をいつも探していたんです」と。

　川辺さんはストーカーのように私を探し，やっとのことで私の外来の居場所を突き止められたのです。そして，涙を流さんばかりに何度も何

度もお礼を言われるのでした。

　川辺さんのお顔にはかすかな記憶がありましたが，当時の川辺さんに対する医療行為については全く記憶がありませんでした。自分のどのような行為が，川辺さんをこれほどまでの思いにさせたのでしょうか。29年ぶりに対面した川辺さんのあまりの興奮に，私は感激よりも戸惑うばかりでした。

　カルテを見ると，肺がん，びまん性汎細気管支炎，上腕骨外科頸骨折後，深部静脈血栓症など多くの疾患を抱えて，頻繁に病院に来られていました。（5人の兄弟がみんな亡くなってしまった）川辺さんにとっては，（29年前にお世話になった）私が，過去から蘇った救世主のように見えたのでしょうか。

　「先生に，これから是非診てほしい」と懇願されました。「血液の病気もないのに診るわけにはいかないんです」とやんわりとお断りしましたが，川辺さんのあまりの押しの強さと「ほめ殺し」に，屈服したのでした。

　結局，1〜2か月ごとに外来でお会いすることになりました。そのたびに，「お礼とほめ殺しの嵐」を経験することになりました。

　再会から1年後のことです。川辺さんの血算を見ていて，アレッと思いました。白血球と血小板が少しずつ増加し，貧血は改善し赤血球は小球性に変化していました。

　診断はおわかりでしょうか。汎血球増加症の傾向で，赤血球が小球性になる（鉄欠乏パターンになる）という変化です。そうです，真性赤血球増加症（PV）が疑われます。PVにほぼ100%認められる*JAK2*遺伝子変異も確認され，PVの診断が確定しました。

　「血液の病気もないのに診るわけにはいかないんです」と言っていたのに，立派な血液疾患を見つけてしまったのです。PVは進行性に汎血球増加症をきたしますから，放置すれば致命傷になります。川辺さんを診ないわけにはいかなくなりました。

　重大な疾患が見つかれば，普通，患者さんはがっかりされるのですが，川辺さんはとても喜ばれました。「これでずっと先生に診てもらえ

る！」というわけです。ともかく，私の熱烈なファンですから。

その後は，ヒドロキシカルバミドでPVはよくコントロールされました。

川辺さんは外来に，サンドイッチとお茶を携えて来られることがありました。「お腹が空いたでしょう。どうぞ召し上がってください」と差し出されるのです。

私がいつもお腹をすかせている20歳代の研修医であるかのように。

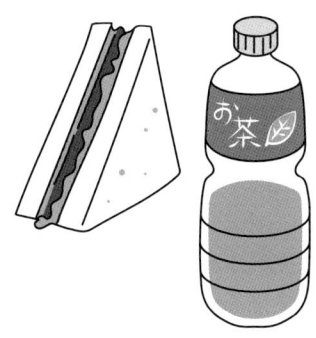

17　シニアドック

　聖路加国際病院の人間ドックには，予防医療センターの「日帰り人間ドック」と病院の「宿泊人間ドック」があります。宿泊は2日ドック，3日ドック，1週間ドック，そしてシニアドック（75歳以上対象の3日ドック）の4種類です。

　シニアドックは高齢者が対象ということもあり，結果説明の際はご家族に同伴してもらうことが少なくありません。ご家族が一緒のときは，「私のリビングウィル」も紹介して，ちょっとしたACP（advance care planning；事前ケア計画，人生会議）も行います。

　93歳女性の桜井さん（仮名）の場合もまさにそうでした。

　50歳代の娘さんが同伴されていて，お二人に40分ほど説明して質疑応答をした後，次のように切り出しました。

　「このシニアドックは，高齢者の健康診断をするだけのドックではありません。『人生の最期まで健やかでいてもらいたい』という考えで行っているドックです。人間は誰でも必ず最期を迎えます。そのときにどういう治療を受けるかをあらかじめ，本人と家族と医療者で相談しておきましょうというものです」

　そう言ってから，「私のリビングウィル」の冊子（p.81参照）を渡して説明し，「将来，病気や事故で意識がなくなったり，判断能力の回復が見込めなくなったとき，どのような治療をしてほしいですか」と質問しました。

　重い質問ですが，桜井さんはほとんど考える間もなく答えられました。

　「93歳まで長く生きてこられてそれだけで感謝しています。そのときは，延命治療はしないで，自然な最期を迎えたいです」という意味のことを，実にはっきりと答えられました。

　傍でじっと聴いておられた娘さんが，「とても黙ってはおられない」

という様子で訴えられました。

　「**お母さん，延命治療をしないということは，そこで死んじゃうということだよ**。娘の（私の）気持ちとしては，意識がなくなるような状態になっても，お母さんにはなんとしてでも生きていてほしいわ」

　「そんな簡単に，『延命治療はしないで，自然な最期を迎えたい』なんて言ってほしくはないわ。娘の気持ちもわかってほしい」というお気持ちのようでした。

　お二人の考えが，真っ向から対立するのを見て取り，私から次のようにお話ししました。

　「こういうお話は，今までご家族でされたことはなかったのだと思います。かけがえのないお母さんですから，『なんとしてでも生きていてほしい』という娘さんの気持ちもとてもよくわかります。でも，そういう状況になったときに，何よりも優先されるのはご本人のお考えです。ご家族は，『娘としてお母さんにどうしたいのか』ではなく，『お母さんはどうしてほしいと思っているのか』を，お母さんの立場に立って，お母さんの考えをご家族みんなで汲み取ってあげてほしいと思います。今日のように，お母さんの考えをはっきりと聞いていないと，そのような状況になったときは，ご家族の希望だけで，お母さんに管をいっぱいつけて無理な延命を続けることにもなります」

　お二人は意見が対立しながらも，お互いに相手を思いやる心情に胸が熱くなり，お二人ともうっすら涙を浮かべておられました。

　結論は出ませんでした。

　「こういう話は今までずっと避けてきました。でもこの機会にみんなでよく相談します」と娘さんが言われたのに続いて，「そうですね。みなさんで是非よくご相談ください。どうか，お母さんの意思を一番大切にしてあげてください」と言って，話し合いを終えたのでした。

◆物語のサイエンス

ACP（advance care planning）とは？

・直訳すれば「事前ケア計画」です。最近は，「人生会議」と称されています。
・「将来の意思決定能力の低下に備えて，今後の治療・療養について患者・家族とあらかじめ話し合うプロセス」のことです。
・将来に向けてのケアを計画するためには，まず患者さんの気がかりや価値観を引き出すことがポイントになります。個々の治療選択だけでなく，全体的な目標も立てます。患者，家族，医療チームの3者による共同作業です。

アドバンス・ディレクティブ（advance directive；AD）とは？

・直訳すれば「事前指示」です。これを書面にしたものが「事前指示書」です。「私のリビングウィル」がそれに該当します。
・判断能力を失った際に自分に行われる治療やケアについて，判断能力があるうちにリビングウィルを表明することです。
・「AD＝ACP」ではありません。
・「AD＝DNAR（do not attempt resuscitation；蘇生措置拒否）」でもありません。
・ACP，AD，DNAR の関係は，ACP＞AD＞DNAR になります（図Ⅳ-3）。

◇物語のアート

アドバンス・ディレクティブ（リビングウィルの表明）が少ない理由

1. 「人生の最期には DNAR を含めた AD が大切だ」という認識がないから。
2. 「無理な延命はしてほしくない」と密かに思っていても，「縁起でも

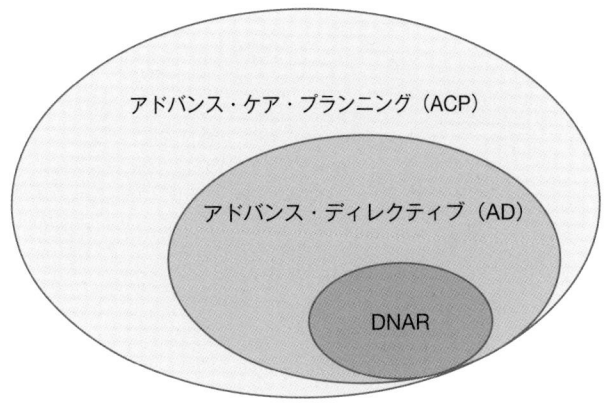

図IV-3　ACP, AD, DNAR の関係

ないこと」は話題にしにくく，自分の意思を誰にも話さないから。

3.「自分の意思は言わなくても家族はわかっている」と思い込んでいるから。現実は「家族は理解していないし，納得もしていない」ことが多いのですが。

4. 本人がリビングウィルを家族に表明しても，家族が「そんな縁起でもないことを言うものじゃない」とか「そんなことを考えるのはまだ早い」と逃げてしまうから。

リビングウィルにおける本人と子供のギャップ

・高齢になった本人は「自分の死もそう遠くはない」と覚悟していても，まだ若い子供は親の死を直視できないことが少なくありません。

・桜井さんの娘さんはとてもお母さん思いの方でした。しかし，お母さんの最期に対して，「娘としてこうあってほしい」であって，「お母さんの希望を叶えてあげたい」ではありませんでした。

・「私のリビングウィル」のようなシステムは，本人と家族が一緒に「来るべき最期」に向き合うきっかけになります。

⑱　大往生

「先生，実は，母が先ほど家で亡くなったんです」

　深夜，私の自宅に，その日に診た山中さん（仮名）のご家族から電話が入りました。

　山中さんは83歳で悪性リンパ腫の終末期にありました。「いつ何があってもおかしくありません」とご本人にもご家族にもお話ししていましたが，その日に病院で診察したときは，まさか数時間後に亡くなられるとは思ってもみませんでした。

　9年前に悪性リンパ腫を発症し，4年前に2回目の再発を認めました。入院をお勧めしましたが，「もう長く生きられなくてもいいんです。入院しないで，できるだけ自宅にいたいんです」と何度も何度も訴えられました。そこで外来通院で，症状を緩和するだけの弱い化学療法を行うことにしました。

　幸いなことに，その化学療法が奏効し全身状態は保たれ，通院治療がなんと4年間も続いたのです。ご本人にもご家族にも「奇跡的ですね」と話していたほどです。

　そうはいっても，1か月ほど前からは，リンパ腫の全身への浸潤が高度になり，体重減少や寝汗が目立つようになりました。しかし，その日も「まだご飯は食べられます。痛いところはありません。自宅にこうやっていられるのは，本当に幸せです」と，うれしそうに話されていたのです。

　その日は夕方に帰宅され，いつものように2階のご自分の部屋で休まれたそうです。夕食に降りてこないので，お孫さんが部屋を訪ねると，本当に眠ったように亡くなっておられたそうです。ご家族は，救急車は呼ばないで警察に連絡し，ご遺体は警察署に運ばれました。そして，事情聴取が必要だということになりました。

そこでご家族が病院に連絡して主治医（私）の自宅の電話番号を確認し，「○○警察署に電話をして事情を説明してほしい」ということになったのです。

明朝，指定された警察署まで出向きました。

娘さんが待機されていました。「わざわざ，すみません」とあいさつされた娘さんに，悲しみの表情はありませんでした。

死亡確認をして死亡診断書を作成した頃には，署内の部屋に家族の方たちが7～8人集まっておられました。ご家族に今までの経過をお話ししましたが，外来でなじみのあるお顔ばかりでした。どのお顔も晴れやかで，「本人が希望していた通りになった」という満足感に包まれていました。

ご本人は「もう十分に長く生きた」と何度も口にされ，最期まで自宅で温かい家族に囲まれ，本当に眠るように旅立たれたのでした。そして，家族だけでなく主治医にも大きな満足感を残してくださいました。まさに大往生でした。

◆■物語のサイエンス

高齢者医療の原則

・日本の高齢化率（全人口に占める65歳以上の高齢者の割合）は，2025年30％，2060年40％と，今後さらに増加すると予測されています。

・非高齢者では，臓器機能を正常化し，生命予後を改善することが求められます。高齢者では，障害された臓器機能と全身状態のバランスをとることが重要で，生命予後の改善よりも自立した生活が求められます。

・高齢者では，「治す医療」よりも「支える医療」が中心になります。QOL（quality of life）やQOD（quality of death）の改善です。「どう生きるか」だけでなく「どう死ぬか」です〔医療科学研究所（監）：人生

の最終章を考える―その人らしく生き抜くための提言. 法研, 2015]。

・**自分の死を考えるのは，死に方を考えるのではなく，死ぬまでの生き**
方を考えようということなのです。命の有限性を自覚することで，
「今，こんな生き方をしているが，これでいいのか」と現在までの生
活の点検や生き方のチェックをし，もし「いいとはいえない」という
のなら，軌道修正をその都度していこうということなのです。

〔中村仁一（著）：大往生したけりゃ医療とかかわるな―「自然死」のすすめ. 幻冬
舎, 2012〕

入院関連機能障害（hospitalization associated disability；HAD）

・元気な高齢者で入院期間が短ければ，ADL は低下しません。しか
し，虚弱な高齢者で入院期間が長くなれば，虚弱化が進行します。入
院関連機能障害（HAD）と呼ばれています。

・HAD の危険因子として，高齢，認知症，うつ，低栄養，多剤服用が
あります。

・入院治療では，疾患の効果的な治療が可能です。しかし，入院治療に
は，せん妄，認知機能低下，転倒，血栓塞栓症，医療事故，院内感
染，廃用性筋萎縮，栄養障害などのリスクがあります。

・高齢者を HAD から守るためには，不必要な入院の回避，入院期間の
短縮，入院中の合併症の予防，リハビリテーションの充実などが必要
です。

〔大蔵　暢（著）：「老年症候群」の診察室―超高齢社会を生きる. 朝日新聞出版,
2013〕

◇物語のアート

患者中心の医療は本当に「患者が中心」か？

・山中さんの悪性リンパ腫が 2 回目の再発をしたとき，入院治療をお勧
めしました。そのほうが，病状の把握や的確な治療がしやすいと思っ

たからです。しかし，それは山中さんの希望に反するものでした。
「もう十分に長く生きた」，「最期まで自宅にいたい」という「山中さ
んが中心」の医療に反していました。

・患者中心の医療といいながら，「入院治療が山中さんにとって最善の
医療」と私の都合を押しつけようとしていました。「患者が中心」の
医療を行おうとしなかったのです。

大往生とは？

・大往生とは，① 本人も周囲も十分長生きしたと思っていること，② 周
囲に惜しまれながら旅立つこと，③ 最期が穏やかなこと，④ 旅立ち
の後周囲に満足感や良き余韻が残ること。
〔医療科学研究所（監）：人生の最終章を考える―その人らしく生き抜くための提言.
法研，2015〕

・山中さんの最期は，まさに大往生でした。

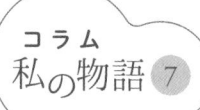

コラム
私の物語 ⑦ 　　突然死

　血液内科医としてバリバリだった頃の物語です。

　深夜，自宅の寝室の電話が突然鳴り，飛び起きました。時計を見ると午前1時半を回っていました。

　「夜分，すみません。昨日，急性白血病で入院された森永さん（仮名）ですが，急変されたんです。1時過ぎに看護師さんがコールを受けて部屋に行ったら，ひどく苦しそうな様子で，見る間に下顎呼吸になったそうです。病棟にいた研修医が呼ばれて，今5〜6人で蘇生していますがダメみたいです」

　研修医の少しうわずった声を聞きながら，「恐れていたことが起こってしまった」と，背中に衝撃が走りました。

　森永さんは，当院で糖尿病の治療を受けておられた58歳男性です。2週間ほど前から発熱と咽頭痛があり，近医で血算の異常（WBC 86,300/μL，Hb 11.3 g/dL，PLT 2.8万/μL）を指摘されて当院に紹介されました。当院受診時には，WBC 125,000/μL（単球83.6%），Hb 12.2 g/dL，PLT 1.5万/μL と著明な白血球増加と血小板減少を認めました。

　「明日からゴールデンウィークだから，今日中に診断を確定して治療を開始しないと大変なことになる！」と切迫感に苛まれながら，森永さんに対面しました。「白血球が相当増えていて，血小板も少ないから，今日すぐに入院されたほうがいいですよ」と切り出しました。

　「大事な仕事を抱えているので，すぐには入院できないんですよ」

　「いや，それはダメです。今は仕事どころじゃないんですよ。命にかかわる病気なんですから」

　「では，なんとか外来で治療できませんか……」

　「ダメです。命の危険があるから絶対に入院は必要です……」

　押し問答の末，やっとのことで入院を承諾してもらいました。

　骨髄検査では，予想通り急性単球性白血病（FAB 分類 M5b）でした。その日の夕刻，病室で森永さんと奥様に病状を説明しました。

　「急性骨髄性白血病の一種です」，「急激に白血病細胞が増えているので，治療しないで放置していたら，2～3 日で急変されていたでしょう」，「今日から，抗菌薬や血小板輸血を開始して，明朝から抗がん剤の治療を始めます」，「大変な病気ですが，頑張って治しましょう」

　お二人とも突然の事態に驚きながらも，病状と治療方針を理解されて少しホッとされたように見えました。「これでなんとかなりそうだ」と，肩の荷が少し軽くなりました。

　ところが，現実はとても冷酷だったのです。「2～3 日で急変」ではなく「半日で急変」されたのでした。

　急な呼吸困難に続いて心肺停止し，蘇生処置に反応せず死亡されたのです。心筋梗塞，大動脈解離，肺梗塞などが鑑別疾患に挙がりますが，それらは否定的でした。hyperleukocytic syndrome という病態が最も考えられました。

　hyperleukocytic syndrome とは，白血病細胞が病的に高度に増加（10万/μL 以上）したときに，白血病細胞による血液粘度の上昇や血管壁への粘着などによって循環障害を起こす病態です。

　森永さんの場合がまさにそうですが，特に単球や骨髄芽球が，短時間で著増したときに好発します。肺毛細血管内に白血球が充満して血流障害をきたすため，短時間で致命的な呼吸不全や脳出血が起こります。白血病の重大な合併症の一つとして知られています。

　数日後，奥様と息子さんが病院に来られました。「『放置していたら，2～3 日で急変していた』というのは，（緊急入院を勧めるための）脅しだと思っていました」と奥様。「本当にどうにかならなかったのですか」と詰め寄る息子さん。

　医療者に対する不信や怒りが伝わってきました。かけがえのない夫であり父を，あまりにも突然に失った家族にとっては，当然の反応でした。病状を少しでも理解していただこうと，腰を据えて何度も説明を繰り返しました。

それから，1か月ほどして奥様から手紙が届きました。

前略ごめんください。

……

大勢で何回も押しかけまして申し訳ありませんでした。

おぼろげながらやっと理解できたような気がします。

「納得されなかったらいつでもどうぞ来てください」という

言葉に，とても救われました。

今後は，もう静かに暮らしていきたいと存じます。

V

青の章
・・・・・・・・・・・

生活習慣病の
患者さんの物語

心が変われば行動が変わる。行動が変われば習慣が変わる。
習慣が変われば人格が変わる。人格が変われば運命が変わ
る。運命が変われば人生が変わる。

ヒンズー教の教え　ウィリアム・ジェームズ

19. 「孫わやさしい」
20. 禁煙指導
   コラム 私の物語 8
   「先生はそれでも医者ですか」
21. 三回忌
   コラム 私の物語 9　睡眠

(19)　「孫わやさしい」

　宿泊人間ドックを受診された82歳男性の物語です。

　毎年，ドックを受けておられ，今回は4回目の受診でした。肥満症と糖尿病があり，数か月ごとに近くの医院でもフォローされていました。

　過去のドックのデータを見ると，体重は3年前75.9 kg，2年前70.4 kg，昨年68.5 kg，今回64.1 kgと順調に減少し，肥満症は順調に改善していました。

　ところが，糖尿病のコントロールの指標であるHbA1cは，3年前6.9%，2年前6.7%，昨年10.1%，今回9.5%と，昨年から急に悪くなっていました。

　ご本人は糖尿病を心配して「食事にはとても気をつけています」と強調されました。体調は必ずしも悪くないようですが，夜中のトイレの回数が増えたということでした。

　体重は順調に減っているのに，糖尿病が悪くなっている。さて，何が起こっているのでしょうか。

　「食事はどのように気をつけておられますか」

　「2年前から"孫わやさしい"（まごわやさしい；豆，ゴマ，ワカメ，野菜，魚，シイタケ，イモ）の食事を実践しています。アーユルベーダ（インドの伝統医学）が勧めていますから」

　「豆，ゴマ，ワカメ，野菜，魚，シイタケ，イモですか。確かに，どれも健康的な食べ物ですね」

　でも，糖質（炭水化物）の「イモ」が気になりました。

　「まさか，お芋をたくさん食べているわけではないですよね」

　「いやー，お腹が空くから，ジャガイモを前の5～6倍は食べるようになりました。糖尿病が悪くなったのはイモが原因でしょうか」

　「そ，そうですよ」

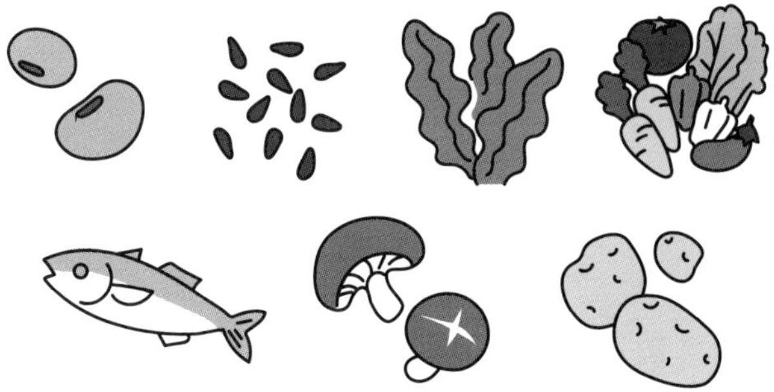

アーユルベーダが勧めるという「孫わやさしい」食生活を実践されたのはよいのですが，「い」のイモを大量に食べるという大問題が隠れていました。

◈物語のサイエンス

肥満症の改善と頻尿の原因

・肥満症が改善した原因は，食事療法の効果ではなく糖尿病が悪化したためでした。糖尿病の悪化の原因は，昨年から糖質のイモを大量摂取するようになったことです。頻尿（夜のトイレの回数の増加）の原因は，大量の尿糖に伴う多尿だと考えられます。

肥満症が誘発する疾患

・肥満症があると，高血圧，糖尿病，脂質異常症，痛風，動脈硬化性疾患（心筋梗塞，脳梗塞など），脂肪肝，肝機能障害，腰痛症，膝関節症などになりやすいことはよく知られています。
・意外によく見逃されているのが，睡眠時無呼吸症候群です。肥満症に伴い気道周囲に脂肪がつくことで悪化します。体重を減量すれば改善します。
・肥満症によって，がんのリスクも増加します（特に大腸がん，肝臓が

ん，胆嚢がん，膵臓がん）。

人間ドックで見つかる肥満症や糖尿病の原因

・人間ドックで肥満症や糖尿病が見つかることは非常に多いのですが，その原因として，本物語のような糖質依存症が少なくありません。
・**糖質依存症の原因としてよくあるのは，糖質の多い甘い飲み物（ジュース，清涼飲料水，缶コーヒー，スポーツドリンク）の常飲です。**甘い飲み物の常飲をやめてもらうだけで，肥満症も糖尿病も明らかに改善します。「飲み物はお水かお茶」を原則にしてもらいます。

糖質依存症になるメカニズム

・「甘い飲み物を常飲する，甘いお菓子や果物をたくさん食べる」⇒「血糖が急上昇」⇒「脳内報酬系の A10 神経が活性化」⇒「ドーパミンが放出されて快感を得る」⇒「インスリンが大量に出て血糖が急降下」⇒「空腹を感じて，快感を得るためにまた糖質が欲しくなる」⇒（何度も繰り返す）⇒「糖質依存症になる」というわけです。
・甘みは麻薬のコカインより依存症になりやすいといわれています。

◇物語のアート

糖質依存症を改善するには？

・まず糖質依存症がないかをチェックします。「甘い飲み物や食べ物を口にすると幸せな気分になる」，「甘いものを欠かさないようにしないと落ち着かない」などの訴えがあれば，糖質依存症が疑われます。
・次に，下記の糖質のワースト１から４までの摂取状況をチェックします。
  ワースト１は，「甘い飲み物」の常飲。液体の糖質は基本的に危険です。
  ワースト２は，「甘いお菓子」の食べ過ぎ。甘いお菓子は砂糖がたっ

ぷりです。

ワースト3は，「甘い果物」の食べ過ぎ。果糖も摂り過ぎは危険です。

ワースト4は，米，パン，麺類，イモなどの主食系の食べ過ぎ。

〔牧田善二（著）：医者が教える食事術　最強の教科書—20万人を診てわかった医学
的に正しい食べ方68. ダイヤモンド社，2017〕

これらを順に確認することで，問題のある糖質の種類が明らかになり
ます。

・問題のある糖質がわかれば，それを減らすために具体的にどうするか
を考えます。ポイントは，「〇〇してください」と指示することでは
なく，患者さんと一緒に考えることです。

・こちらは医療の専門家かもしれませんが，患者さんはその人の人生の
専門家です。「二人の専門家が知恵を出し合う」というスタンスが有
効です。

糖質依存症の種類別対応

・甘い飲み物の常飲
甘い飲み物の依存症になっていることを指摘すると，納得される場合
がほとんどです。「私は本当に糖質依存症になっていました。これか
ら飲み物はお水かお茶だけにします」とよく言われます。

・お菓子の食べ過ぎ
「ご飯は減らしていましたが，確かにお菓子はいっぱい食べていまし
た」と告白されます。「わかりました。減らします」と，その場では
言われます。

・果物の食べ過ぎ
「果物は体にいいと思ってたくさん摂っていました」と言われます。
「果糖も糖ですから，摂り過ぎはよくないですよ」と説明します。

・主食系の糖質の食べ過ぎ
改善はかなり難しいです。「どうやって減らすか」を一緒に考えます。
「朝食と昼食は今まで通りで，**夕食は，おかずは今まで通りでも，ご
飯だけ思い切ってやめる**」が，一番実行しやすいという印象です。

⑳　禁煙指導

Our main business is not to see what lies dimly at a distance but to do what lies clearly at hand.
（われわれの大事な仕事は，遠くのほうにかすかにあるものを見ようとすることではなく，手元に明らかに存在するものを行うことである）

ウィリアム・オスラー

　宿泊人間ドックを受診された山本さん（仮名）は，まだ 28 歳という若さでした。ドックの結果で判明した問題点は，以下のようでした。

```
＃軽度の肥満症
＃脂肪肝，肝障害
＃軽度の白血球増加症
＃肺囊胞
＃アルコール多飲（毎日ビール2本）
＃喫煙（60本/日×10年）
＃運動不足
＃睡眠負債
```

　山本さんには次のように説明しました。
　「軽度の肥満症，脂肪肝，肝障害がありますが，これらの原因の一番は，糖質（炭水化物）の摂り過ぎとお酒が多いことです。運動不足もそうですね。睡眠負債（不足）も肥満症の原因になります。今の生活習慣をこのままずっと続ければ，肝臓がもっと悪くなるだけでなく，様々な病気になりやすくなります。改善するためには，糖質の摂り過ぎを改善することが一番大事です。朝食と昼食は今まで通りでいいので，夕食は，おかずは今まで通りにしてご飯だけを思い切ってやめてみるのはど

うでしょうか」

「夕食のご飯だけをやめるということなら，やれそうだと思います」

「次に，白血球が少し増えているのと，胸部 CT で肺嚢胞といって肺に小さな穴があいている（画像を見てもらいながら）のも問題です。どちらも原因は同じですが，何かおわかりですか」

「いえ，わかりません」

「タバコですよ。山本さんは，18 歳から 28 歳の今まで毎日 60 本もタバコを吸っておられるでしょう。これは大問題です。**白血球が増えているのも肺嚢胞ができているのもタバコが原因なんですよ**」

「そうなんですか」

山本さんは，「タバコは体によくない」と漠然と思っておられただけで，「タバコは，今後の自分の人生を変えてしまうような最悪の生活習慣」という自覚はありませんでした。前途有望な青年を前にして，気を引き締めて禁煙指導をしようと思いました。

「山本さんにとって最も大きな健康問題は，タバコです。タバコを吸っているとがんになりやすいことは知っておられるでしょう。このままタバコを続ければ，高い確率でがんになりますよ。動脈硬化も一気に進んで，若くして心筋梗塞や脳梗塞にもなりやすいですよ。街中で酸素を吸いながら歩いている人を見かけたことがあるでしょう。あれは，タバコによる肺気腫が原因なんですよ。タバコによって肺が壊されたからなんですよ。胸部 CT でみられた肺嚢胞というのは，その肺気腫がもう始まっている証拠なんです」

山本さんは「そんな話は初めて聞いた」という表情でした。

「タバコは一般的には寿命を 10 年短くしますが，山本さんの場合は 1 日 60 本ととても多いし肥満症もあるので，悪くすれば 10 年以内に 30 歳代で，心筋梗塞になるかもしれません。それで命を落とすことだってあるんですよ。白血球が多いのは，山本さんは感じていないかもしれませんが，タバコによって体が悲鳴を上げているサインなんですよ」

表情はかなり真剣になりました。

「でも今から禁煙すれば，次々と体にいいことが起こり始めます。禁

煙できれば，将来の山本さんの人生は本当に全く変わります。今回，ドックを受けられたのは，今の健康状態をチェックしたいからでしょう。もしも何か病気があればそれを悪くなる前に治したいからでしょう。幸いにも，今すぐ大きな問題になる病気は見つかりませんでした。でもこのドックを受けたことをきっかけに**禁煙できれば，『早期の肺がんを見つけて小さな手術で完全に治した』，『早期の食道がんを見つけて内視鏡治療で完全に治した』と同じだけの効果があるんですよ**」

　やっと，「禁煙しなければ」という気になられた様子でした。

　禁煙外来を紹介して，人間ドックの結果説明を終えたのでした。

◆物語のサイエンス

「日本人の死因のリスク」のトップは？

・「日本人の死因のリスク」のトップは，喫煙です。喫煙が原因で，毎年12.9万人の日本人が死亡していると推測されています（図Ｖ-1）。
・死因のリスクの第2位は高血圧で，以下運動不足，高血糖，塩分の高摂取と続きます。

喫煙が誘発する3大疾患は？

・① がん，② 動脈硬化性疾患，③ 慢性閉塞性肺疾患の3疾患です。
・喫煙者は非喫煙者に比べ，肺がんは10倍以上，他のがんでも2倍以上のリスクといわれています。

喫煙によって気持ちが落ち着くのは？

・ニコチンが切れるとイライラ感が生じますが，その状況で喫煙するとニコチン切れが解消されるので，気持ちが落ち着くのです。ニコチン依存症の症状そのものです。麻薬の依存症と同じです。
・喫煙者は，このニコチン依存症の症状を「タバコに含まれる体に有用な成分が気持ちを落ち着かせてくれる」とよく思い込んでおられます。

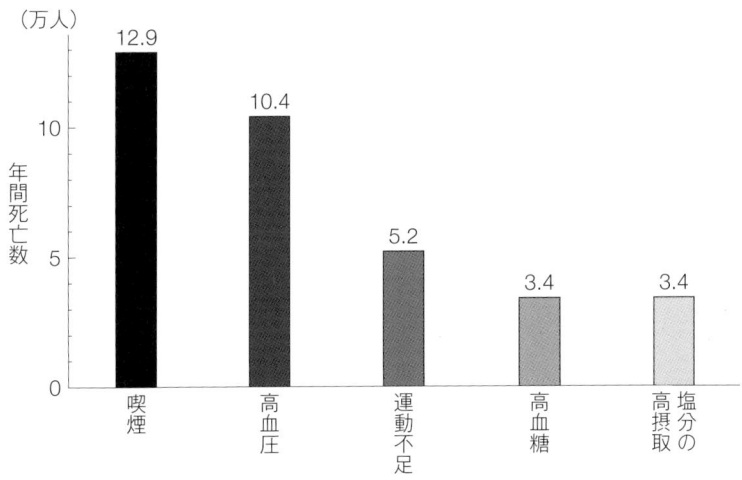

図V-1　日本人の死因のリスク（2007 年）

（Ikeda N, et al: Adult mortality attributable to preventable risk factors for non-communicable diseases and injuries in Japan: a comparative risk assessment. Pros Med 9: e1001160, 2012）

喫煙による白血球増加症

・慢性的な白血球増加症をみたときに，一番多いのが本物語のような「喫煙による反応性増加」です。一番見逃してはいけない疾患は，慢性骨髄性白血病です。

・喫煙による白血球増加症では，年単位でも変化がなく，白血球分画は正常で赤血球や血小板に異常がないのが特徴です（Prev Med Rep 4; 417-422, 2016）。

・慢性骨髄性白血病では，白血球増加が進行性で，白血球分画に骨髄球・後骨髄球の出現，好塩基球の増加があるのが特徴です。

◆物語のアート

人間ドックの意義

・人間ドックの意義は，一般的には，疾患を早期に発見して早期の治療につなげることです。二次予防と呼ばれます。

・もっと重要な意義は，人間ドックを受けた機会に，将来病気にならないように，問題のある生活習慣を改善することです。これを一次予防といいます。

・**病気の予防のために生活習慣を改善するように指導することは，検査結果を説明することや疾患を早期発見すること以上に重要なはずです。**

・喫煙者には，喫煙が原因で起こりうる疾患の早期発見に力を入れるより，喫煙の害をよく説明し，禁煙に導く指導に力を入れるほうが重要です。

人の一生と生活習慣病（図Ⅴ-2）

・物語の山本さんのように**若い頃は，みんな湖**に住んでいます。生活習慣に少々の問題があっても，ほとんど病気になりません。不適切な食生活，過度の飲酒，喫煙，運動不足，睡眠負債があっても，若さの特権で，病気になりにくいのです。将来も今の状態が続くと信じて疑いません。図でいえばレベル1の段階です。

・残念ながら，**中年になるとみんな，湖を出て川を下る**ことになります。生活習慣を改善しないまま川の上流～中流まで来ると，肥満症，糖尿病，高血圧，脂質異常症に見舞われるようになります。レベル2です。

・さらに，生活習慣が改善されないまま川の下流にまで達すると，心筋梗塞，脳梗塞，糖尿病の合併症を発症するようになります。レベル3です。

・レベル3に至っても生活習慣が改善されないで，きちんとした治療も受けないでいると，滝に落ちることになります。日常生活に支障が出

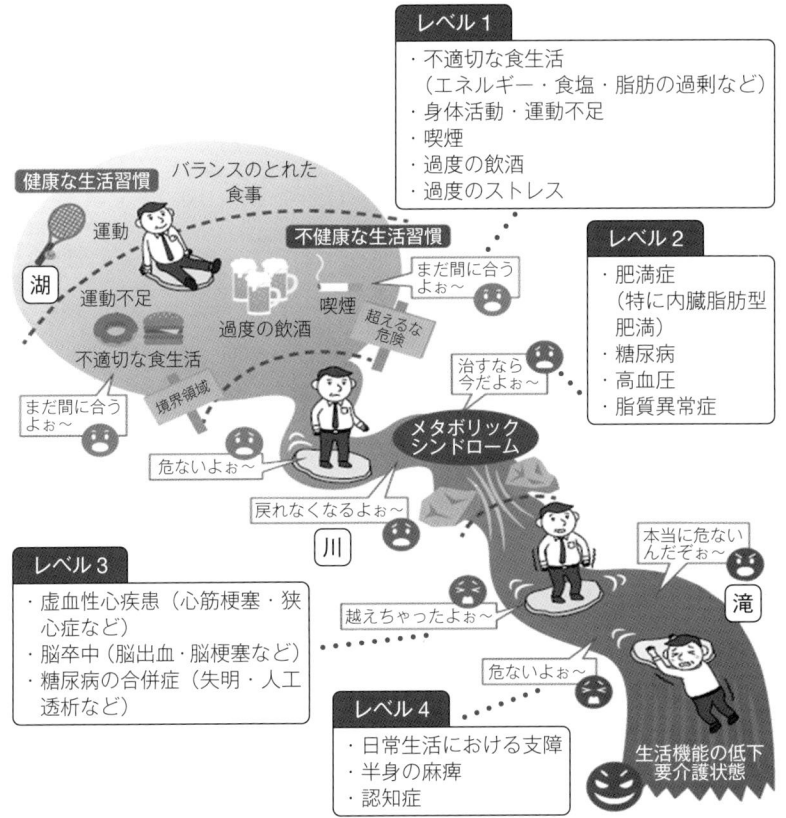

図V-2　人の一生と生活習慣病
（厚生労働省生活習慣病対策室作成のイラストを改変）

るようになり，半身の麻痺や認知症を発症します。レベル4です。

コラム 私の物語 ⑧ 「先生はそれでも医者ですか」

　研修医になって2年目，CCU（心臓集中治療室）を担当していたときです。

　当時のCCUは3床で，CCU担当医は研修医2年目1人だけでした。もちろん日中は指導医もいますが，CCU担当医は一人で患者を1日24時間診るシステムでした。「CCUの患者さんは自分が守る」という気概がありました。

　当時は時代そのものがゆったりしていて，今のように気ぜわしくなかったのですが，CCUの研修だけは特別でした。午前0時頃までCCUに詰め，朝は5時までに仕事を始めました。患者さんから目が離せないときはトイレに行く時間もなく，寮に帰る余裕がないときはCCUの空きベッドや心電図室で寝ていました。

　人生のなかで最もハードな日々でしたが，でも若かった。昂揚感があって精神的につらいと感じることはありませんでした。

　先輩に「頑張っているか」と聞かれて，「とても忙しいです。昨日も4時間も眠れませんでした」と答えると，「いい研修をしているな」とにっこりされました。「いい研修をしているんだ」と，体は疲れていても心は元気になりました。

　そんなハードワークのある午後，一般病棟の廊下でベテラン看護師とすれ違いました。

　「いやー，CCUは本当に忙しいです。昨日も4時間しか眠れなかったし，今日は朝もお昼も食べる時間がなかったんです」と，大変さをアピールするようにその看護師に甘えたのです。

　「大変ですね，頑張ってくださいね」のような答えを期待していたのですが，彼女は急に怖い顔になりました。

　「先生はそれでも医者ですか。自分の健康管理もできなくてどうする

んですか」とひどく叱られたのでした。いつも優しい彼女のいつになく厳しい表情は，40年近く経った今でも鮮やかに思い出せます。

　ショックを受けました。「それでも医者か」，「自分の健康管理もできなくてどうするのか」の言葉が，自分の心に突き刺さりました。

　言われてみれば，彼女の言う通りです。いくら若くて元気であっても，睡眠不足が続いて食事もいい加減になれば，そのうち体を壊すのは目に見えています。疲れて集中力が低下すれば，患者さんの診療にも支障をきたすでしょう。

　彼女の言葉にショックを受けて，それからはいくら忙しくても睡眠時間はなるべく確保して，食事はきちんと食べることを自分に課すようになりました。一瞬で事の本質を見抜き，私を叱ってくれた彼女に今でも感謝しています。彼女の本当の優しさが，研修医を真剣に叱る力になったのでしょう。

　医者は患者さんを診療する立場にありますが，医者も普通の生身の人間です。**「同じ生身の人間として，医者は患者さんのよき主治医になるのと同じように，自分自身のよき主治医にならないでどうする」と教えられたのです。**

　医者になってから約40年，幸いにも病気で休んだ日はありませんでした。彼女のおかげだと思います。

㉑　三回忌

50歳代男性の川口さん（仮名）の物語です。

病院の外来を歩いていたら，川口さんが私を見つけて，満面の笑みで「先生，三回忌を迎えました」と言われました。「三回忌？　ああそうですか，よかったですね」と，満面の笑みを返したのでした。

数年前，ヘモグロビン 7 g/dL 台の貧血に伴う全身倦怠感と肝障害があるということで，川口さんは近医から聖路加国際病院の血液内科に紹介されました。

貧血の原因を突き止めるのは，血液内科医にとってそれほど難しくはないのですが，川口さんの場合は厄介でした。

高度大球性の貧血であり悪性貧血を疑ったのですが，低下しているはずのビタミン B_{12} は正常値でした。「本当に悪性貧血ではないのか」と考え，いつもはチェックしないホモシステインを測定してみました。明らかな高値でした。「やっぱり悪性貧血だ」と考え，ビタミン B_{12} の補充療法を開始しました。

ビタミン B_{12} 欠乏性貧血の場合はいつもそうですが，貧血はみるみる改善しました。「よかった！」と胸をなでおろしていると，今度は急激に肝障害が進行してきました。

急激な肝障害の原因は大量飲酒でした。川口さんにはアルコール依存症があったのです。

高度な貧血があって体調が悪かったときは，お酒を飲む元気もなかったのですが，貧血が改善して元気になり，酒量が一気に増えてしまったのです。

長年医者を続けていれば，消化器内科医でなくてもアルコール依存症の患者さんに何度も遭遇します。アルコール依存症は，本当に大変な病気です。

　「もうお酒を飲まないように」と医者が強く注意したからといって，それでやめる人はまずいません。「飲んだらダメ」と家族が泣き叫んだからといって，禁酒に成功することはまずないでしょう。

　長年医療に携わった者なら誰もが，アルコール依存症の患者さんの禁酒に失敗した経験があるはずです。アルコール依存症からの脱却は，喫煙によるニコチン依存症からの脱却よりも難しいのです。

　さて，その川口さんですが，私からも消化器内科医からも家族からも「禁酒」をきつく言われたのですが，やめることはできませんでした。

　アルコール性肝硬変が進行して大量腹水が出現し，さらに慢性下痢症も併発しました。食事は摂れないのに飲酒だけが続くという状態で，高度の低カリウム血症や全身浮腫も出現し，生命の危機的状況に陥りました。

　消化器内科で緊急入院することになりました。

　入院する直前の外来で，川口さんと奥様に「今は命が危険な状態です」と伝えました。さらに，「今後，お酒を一滴でも飲めば，本当に死んでしまいますよ」と最後通牒を出したのでした。

　入院後の集中治療と断酒のおかげで，川口さんは幸いに一命をとりとめました。入院するとき，「自分はここで死ぬかもしれない」と初めて死の恐怖に襲われたそうです。入院して2週間ほど断酒が続いたとき，「2週間もやめられたのだから，やめようと思えばやめられるかもしれない」とふと思ったというのです。

　死に直面するという「底つき体験」が，アルコール依存症からの脱却のきっかけになったようでした。退院後も断酒は続きました。

　「調子はいいです。本当に生まれ変わった気分です。生きているって素晴らしいです。もう決して飲みません」と，外来では毎回ニコニコ顔でした。入院するときの「今にも死ぬかもしれない」という悲壮感とは大違いです。

　「本当によかったですね」と喜ぶとともに，「油断してはダメですよ。これからも生涯，一滴もダメですよ」と，毎回，釘を刺すことを忘れませんでした。

　断酒が 1 年続いたとき，「先生，一周忌を迎えました」と言われました。「一周忌？」と一瞬，戸惑いましたが，すぐにわかりました。「アルコール依存症だった自分が死んで，1 年経った」という意味だと。

　一周忌を終えて，私は血液内科から人間ドック科に異動となり，川口さんの担当ではなくなっていたのですが，久しぶりに外来で川口さんにお会いして，冒頭の言葉をかけられたのでした。

　川口さんには，アルコール依存症の古い自分を完全に葬り去って，一周忌，三回忌に続いて，七回忌，十三回忌……の法要を続けてほしいと思います。

◆物語のサイエンス

アルコール多飲が誘発する疾患

・主な疾患は，アルコール性肝障害や脂肪肝，消化器疾患，糖尿病，脂質異常症（特に中性脂肪高値），痛風，心疾患などです。

・「お酒は睡眠薬になる」とよく誤解されています。少量のアルコールが入眠をよくするのは事実ですが，適量以上のアルコールは睡眠の質を低下させます。

・アルコール多飲が誘発する疾患として意外と知られていないのが，がんと認知症です。喫煙の害と同じです。

・疾患ではありませんが，見逃されやすい重大な問題があります。酔っ払うことによる事故です。事故死に至らなくても，転倒や転落の事故が頻発します。

アルコールの 1 日の適量は？

・1 日の適量は，ビールなら中瓶 1 本（500 mL），日本酒なら 1 合（180 mL），焼酎なら 0.6 合（100 mL），ワインなら 1/4 本（180 mL），ウイスキーならダブル 1 杯（60 mL）程度です。

・1 日のアルコール摂取量と死亡率の関係（図Ⅴ-3）は，1 日の摂取量

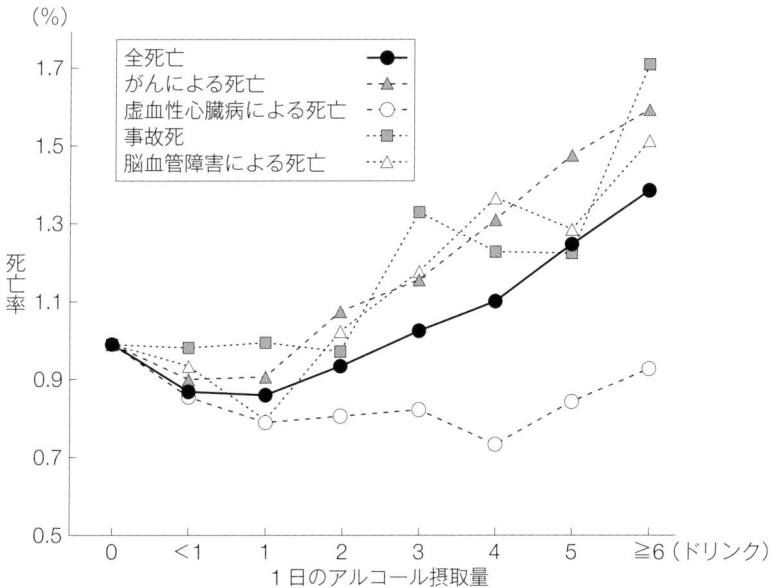

図V-3　1日のアルコール摂取量と死亡率
(Boffetta P, et al: Alcohol drinking and mortality among men enrolled in an American Cancer Society prospective study. Epidemiology 1: 342-348, 1990)

が2ドリンク（2ドリンクで純アルコール20 g。1ドリンク = 10 g）までは適正量ですが，それを超えると，全死亡，がん死亡，事故死，脳血管障害死亡とも増加します。例外は虚血性心疾患です。

アルコール依存症のセルフチェック（CAGE法）

・CAGEとは，Cut down, Annoyed by criticism, Guilty feeling, Eye opener の頭文字です。

C：量を減らさなければいけないと感じたことはありますか。

A：他人があなたの飲酒を非難するので気にさわったことがあります
　　か。

G：自分の飲酒について悪いとか申し訳ないと感じたことがあります
　　か。

E：神経を落ち着かせたり，二日酔いを治すために，「迎え酒」をし

たことがありますか。

・上記の質問に1つでも Yes の項目があれば，アルコールの問題がある
と考えられます。2つ以上あれば，アルコール依存症の可能性があり
ます。

◇物語のアート

お酒に関するクイズ

下の◯◯，△△△に入る言葉は？

「酒の神は海の神より多くの人を◯◯させた」

「1杯目は健康のため，2杯目は喜び，3杯目は心地よさ，4杯目は△
△△のため」

答え　◯◯：溺死　△△△：愚かさ

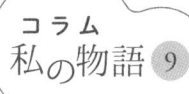

コラム
私の物語 ⑨　　睡　眠

　仕事がお忙しいみなさんは，ご自分の睡眠をどう管理されているで
しょうか。

　私は若い頃から睡眠時間を削ると，日中のパフォーマンスが一気に低
下するタイプでした。

　高校生の頃，今から50年も前ですが，「四当五落（ヨントウゴラク）」
という言葉がありました。一流大学を目指すのなら「4時間睡眠なら合
格，5時間睡眠なら落ちる」という意味ですが，「4時間睡眠」なんてい
う芸当はとてもできませんでした。

　研修医の頃でも，毎日6時間以上の睡眠でした。当時70歳代だった
日野原重明先生に「私は5時間睡眠です。1週間に2回は徹夜をしま
す」と言われましたが，自分にはとてもできない相談でした。先輩の医
師から「睡眠時間を削って頑張っている」のような話を聞かされると，
「自分もなんとか睡眠時間を削れないものか」と羨ましく思ったもので
す。

　30〜50歳代前半の働き盛りの頃は，23時就寝5時起床が日課でした
が，昼間の15分程度のうたた寝，休日の寝だめは欠かせませんでし
た。「短時間睡眠法」のような本を読んで，短時間睡眠に何度か挑戦し
ましたが，悉く失敗しました。

　50歳代後半になると体力の低下もあり，毎日7時間の睡眠が必要に
なりました。

　60歳代になり，『スタンフォード式 最高の睡眠』（西野精治・著，サン
マーク出版，2017）[1] と『熟睡の習慣』（西野精治・著，PHP研究所，2019）[2] に
出会いました。

　「米国の110万人を対象にした睡眠時間と寿命の関係を調べた報告で

は，約 7 時間睡眠の群が最も死亡率が低くて長寿だった。日本の 10 万人を対象に調べた研究でも，同様の結果だった」[1]

「睡眠には 5 つの重要な役割がある。① 脳と身体に休息を与える。② ホルモンバランスや自律神経を整える。③ 記憶を整理して定着させる。④ 免疫力を上げて疾患を遠ざける。⑤ 脳の老廃物を除去する」[2]

「睡眠不足は，最近では睡眠負債と呼ばれ，睡眠負債が大きくなると，肥満症，がん，糖尿病，高血圧などの生活習慣病，うつ病などの精神疾患，認知症などになりやすくなる」[1]

「睡眠負債があると，コルチゾールの増加⇒食欲増加，満腹感減少⇒血糖増加⇒肥満，糖尿病，うつ病，心疾患，高血圧，がんという負の連鎖を生じる。6〜9 時間睡眠と比べると，6 時間睡眠では 23 ％，5 時間では 50 ％，2〜4 時間で 73 ％も，肥満になりやすい」[1]

などが紹介されていて，「睡眠を削ることはよくない」と確信しました。

このような睡眠の話をすると，「自分は若い頃から 4 時間睡眠で大丈夫だ」と言われる方が，きっとおられると思います。そういう方は，ショートスリーパーと呼ばれる短眠遺伝子をもっておられる特別な方ではないでしょうか。

その昔から，寝食を忘れて頑張って業績をあげた人は称賛されてきました。日本文化のなかには，どうも「睡眠を削る＝頑張っている」という価値観が刷り込まれているようです。

ところで，世界で一番睡眠時間が短いのはどこの国民かご存知ですか。日本，特に日本人女性だそうです。なかでも東京在住の女性の平均睡眠時間は，6 時間を切っているそうです。

日本人は，睡魔に打ち勝って頑張るのを美徳としますが，世界の常識，医学の常識からいえば，非常識で不健全な価値観です。仕事やプライベートを充実させようと思えば，「1 日 24 時間のなかでまず十分な睡眠時間を確保する」というのが健全な常識ではないでしょうか。

今では死語になっている「四当五落」ですが，それをいうなら「六当五落」（6 時間睡眠なら合格，5 時間睡眠なら落ちる）でしょう。

　2020 年 3 月に聖路加国際病院を定年退職してから，睡眠時間はさらに増えました。21 時就寝 5 時起床です。おかげで，昼間に眠くなることも休日に寝だめをすることもなくなりました。

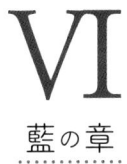

VI

藍の章
‥‥‥‥‥‥‥

奇跡的な
患者さんの物語

There are two ways to live: you can live as if nothing is a miracle; you can live as if everything is a miracle.
（人生には，二つの道しかない。一つは，奇跡など
まったく存在しないかのように生きること。もう一
つは，すべてが奇跡であるかのように生きることだ）

アルベルト・アインシュタイン

22. 奇跡の薬
23. 首がない
　　コラム 私の物語10　初めての学会発表
24. 百寿者
25. 笑顔
　　コラム 私の物語11　笑顔の反射

㉒　奇跡の薬

　1990 年，目黒さん（仮名，男性）は 37 歳で急性前骨髄球性白血病
（APL）（図Ⅵ-1）を発症されました。化学療法で完全寛解となり地固め
療法も終了しましたが，残念なことに治療終了半年後に再発したのです。
　再寛解導入療法が行われ 2 回目の寛解となりました。ところがその 3
か月後には再々発し，治癒はほぼ絶望的となりました。
　当時は，上海の Wang 教授が APL に対するレチノイン酸（ATRA）療
法を提唱した直後でした。その効果はまだ疑問視されていて，薬の入手
も困難でした。ところが，幸運なことに目黒さんは仕事関係のつてを使
い，Wang 教授自身から ATRA を入手されたのでした。
　ATRA は抜群の効果を示しました。3 回目の寛解になったのです。
再々発した急性白血病が，ビタミン A の誘導体である ATRA によって
寛解になるとは信じられませんでした。「これで治癒するかもしれない」
と大いに期待もしました。
　しかし，現実はそう甘くはありませんでした。1995 年には 3 回目の

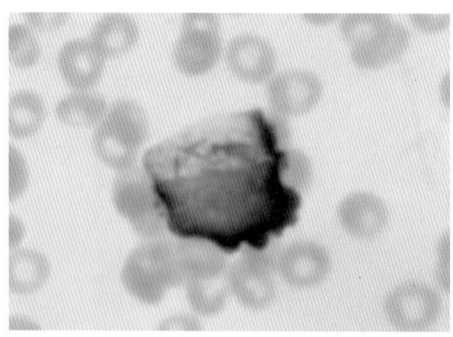

図Ⅵ-1　APL の faggot cell
細胞質にアウエル小体の束がある。

再発を起こしたのです。期待の薬も効かないということになると，もう「万事休す」でした。その日の目黒さんの病室にも重い空気が漂っていました。

　私が訪室したそのとき，目黒さんは家族のいる前で急にボソボソと言い出しました。「実は，中国の先生から ATRA が効かなくなってもまだ効く薬があると言われたんです。今の状態で中国まで行っていいでしょうか」と。一瞬，部屋の中の時間が止まったようでした。

　部屋におられた奥様と母親は，「そんな話，初めて聞いた」とばかりに，「こんな状態で中国まで行くのはとても無理よ」と言い放たれました。確かに，中国まで行くのは「とても危険」な状態だったのです。

　目黒さんの話を聞き，頭をフル回転させて考えました。「ATRA 耐性でも効く薬!?　そんな虫のいい話がある？　でも今のままならどうせ絶望的だ。可能性があって本人がそのつもりなら，どんなワラでもつかんだほうがいいかもしれない」と。

　そこで，「中国の先生が言われている治療がどんな治療か，私にはわかりません。でも前に ATRA を試してうまくいったのですから，その先生がそのように言われるのなら，今回もそれに賭けてみる価値はあるかもしれません。今の状態で中国まで行くのは確かに危険ですが，まだなんとか可能でしょう」と，無責任に話している自分がいました。私もどんなワラでもつかみたかったのです。そして，家族を説得して目黒さんは中国にまで出かけられたのでした。

　結果は，期待通りでした。目黒さんは元気になって帰って来られました。APL は本当に嘘のように 4 回目の完全寛解に至っていたのです。その後も中国での治療を数回繰り返されて，1996 年以降は無治療になりました。APL はその後も寛解状態が続き，治癒したと考えられました。

　後に，中国のその薬は亜ヒ酸であったことが判明しました。亜ヒ酸は1995 年当時の日本では全く知られていませんでした。日本では，その 9年後の 2004 年 12 月に薬価収載されています。今では APL 再発時の第 1選択薬になっています。

　奇跡って本当にあるのですね。

◆物語のサイエンス

白血病の奇跡の薬

・APL に対する ATRA の効果は，当初，ほとんど誰も信じませんでした。それが Blood 誌に掲載されてから一気に世界中に広がりました。
・APL に対する亜ヒ酸も，再発時の第 1 選択薬になりました。
・今では海外において、未治療 APL に対して ATRA＋亜ヒ酸の併用療法が主流になっています。ATRA＋亜ヒ酸によって、標準リスクの APL では化学療法をほぼ使用しないで治癒が目指せるようになっているのです。
・ATRA も亜ヒ酸も，血液専門医にもほとんど知られていなかった時代，目の前の目黒さんに著効したのを見たときは，まさに奇跡の薬だと思いました。
・慢性骨髄性白血病（CML）に対するイマチニブ（グリベック®）などのチロシンキナーゼ阻害薬が登場したときも，奇跡の薬だと感じました。
・イマチニブ登場前の CML は，移植ができなければ診断後 4〜6 年で亡くなる予後不良な疾患だったのです。それが，イマチニブ登場後の今では，8 年全生存率が 85％，CML 関連死だけを考慮した生存率は 93％と著明に改善しています。

プラセボ効果

・プラセボ効果とは，本来は薬理作用のない偽薬によってもたらされるプラス効果です。
・目黒さんが亜ヒ酸の治療を受けたときも，実効果にプラセボ効果が加わったのではないかと推測します。世界に先駆けて ATRA 治療を見出した Wang 教授から直々に，「ATRA が効かなくなってもまだ効く薬がある」と聞かされたのですから。
・過敏性腸症候群の患者さんの治療研究（BMJ 336: 999-1003, 2008）では，

① 無治療群，② 偽薬群，③ 偽薬群（医師との信頼関係を強化）の3
群に分けると，3 群とも実薬を使っていないのに，③＞②＞① の順で
治療効果が高かったそうです。② よりも ③ の医師との信頼関係が強
化された群で，より治療効果が高かったというのです。

・私たち医療者も，どんな治療を始めるときも治療効果を大いに期待
し，少しでも治療効果が出れば患者さんと一緒に大いに喜びたいもの
です。それだけで大きなプラセボ効果が得られるでしょうから。

◇物語のアート

奇跡は起こる

・治療は，ガイドラインに沿った標準治療からスタートするのが正当で
す。

・ただし，標準治療が必ずしもうまくいくとは限りません。ガイドライ
ン通りにいかないこともよくあります。治療法が尽きて万事休すとな
ることもあります。

・そんなときでも，本物語のように，世界のどこかで革新的な治療が始
まっていることがあります。知らない者にとっては奇跡が起きている
ことがあります。

・医学の歴史は，奇跡の積み重ねで作られています。

㉓　首がない

　20年以上前の物語になりますが，49歳男性の浜村さん（仮名）が，外来の診察室に入って来られたときはギョッとしました。

　なぜなら，巨漢の浜村さんには「首がなかった」からです。正確には，頭と体の間にあるはずの首のくびれがなかったのです。首にできた巨大な「しこり」のために，首の部分が頭の輪郭より外側に張り出していたのです。「しこり」のサイズは直径20cmを超えていました。

　「しこり」の正体はリンパ節ですが，リンパ節の腫れは左右の首だけではなく，わきの下や鼠径部や膝の下など全身にありました。どのリンパ節もゴムのような硬さで痛みはありません。悪性リンパ腫に典型的なリンパ節腫脹です。

　リンパ節の腫れは，半年も前からあったそうで，「どうしてこんなに大きくなるまで放っておかれたのですか」と尋ねました。

　「痛くもないし，体調もそれほど悪くありませんでしたので。仕事を休むわけにもいかなくて……」と。付き添っておられた奥様は，「病院に行くように何度も泣くように言ったのですが，全く聞いてくれなかったのです」と。

　「ただ，ここまで大きくなるとみんなに変に見られまして，病院に行くことにしたのです。何か悪い病気でしょうか。私は何を言われても大丈夫ですから」。隣の奥様も頷いておられました。

　悪性疾患の話をするときは，「今から悪いニュースが話されるぞ」という沈鬱な空気が普通は漂います。しかし浜村さんと奥様には，そのような雰囲気はまるでありませんでした。空気はカラッとしていて「何があってもいいですよ。私の命は神様に捧げています」といった感じでした。

　「リンパ節がこんなに大きく腫れているのに痛くないのは，悪性の病

気だと思います。リンパ節が体中で腫れていてしかもお元気なのは，普通のがんではないでしょう。悪性リンパ腫という血液の腫瘍が一番に考えられます」と一気に説明しました。

「もう助からないのでしょうか」。この極めて深刻なはずの質問も，サラリとした声でした。

「このまま放っておかれると間違いなく命に関わります。すぐに入院されたほうがいいです。早く治療しないと助からないでしょう。でも悪性リンパ腫なら治る可能性はありますよ」。「治る可能性はありますよ」という言葉にひときわ力を込めました。

「確かに治る可能性はあります。でもその可能性は低いと思います」という言葉は，ぐっと飲み込みました。

浜村さんと奥様は，「悪性リンパ腫で死ぬかもしれない」という説明を，「風邪ですから安静にしていれば治るでしょう」の説明のように，聞かれたのでした。

すぐに入院となりました。

体重は，普段より 10 kg も減ったそうですが，それでも 100 kg ありました。発熱とひどい寝汗もありました。リンパ腫の B 症状といわれるものです。

リンパ節生検の結果は，やはり悪性リンパ腫（びまん性大細胞型 B 細胞リンパ腫）でした。各種の画像診断で，専門医でもめったに見ない大きな腫瘤が描出されました。骨髄にもリンパ腫細胞がみられ，病期は最も進行した ⅣB でした。

化学療法の後に放射線療法になることを考え，入院早々に放射線療法の専門医に診てもらいました。「放射線療法の適応は，化学療法後に再評価して決めますが，ものすごい腫瘍量ですね。こういうのは治せないでしょう」と，コメントされました。

検査結果の説明になりました。「予想通り，悪性リンパ腫でした。かなり進行しています。病気を完全に治すのは難しいかもしれません。でも可能性はあります」

「わかりました。でも，もし治らないとわかったら，すぐに教えてく

ださい」。強い意思を感じる発言でした。

「はい。でも，まず『治る』と思って治療を受けてください」と私は言いました。「決して悲観的にならず前向きに考えてください」と励ますつもりでした。

「もちろん。当然です」とニコニコ顔です。私の「治せないかもしれない」という不安は，見透かされているようでした。

化学療法が始まりました。

悪性リンパ腫は化学療法がよく効くことで有名です。ただこのときほど，劇的な効果を感じたことはありません。巨大な腫瘍が，数日単位でみるみるうちに縮小し，数週間で消失していきました。しかも，ほとんどこれといった合併症はありませんでした。「奇跡的」と表現してもよいかもしれません。

さらに驚いたことは，強力な化学療法の最中だというのに，今までのお仕事を続けられたのです。「外出は危険です。体への負担を考えると仕事はすべきでありません」と言っても，まるで通じませんでした。

化学療法で禿げた頭を撫でながら，「先生，私は人前で話をすることが多いのですが，この頭が都合いいんです。『私も病を得ていますが，頑張っています』と言うと，話に説得力が出るんです。仕事はどうか続けさせてください」と，笑っておられるのです。なんとも拍子抜けするのでした。

「こういう病気になって本当にいろいろと考えさせられました。いい勉強をさせてもらいました」と，病気になったことを楽しんでさえおられました。

結局，浜村さんの「仕事を続けたい」という希望は，すべてフリーパス状態になりました。私のハラハラする思いをよそに，入院と外来での化学療法と放射線療法は，1年あまりで無事終了しました。

治療終了後しばらくしてから，外来受診日でもないのに，浜村さんと奥様を病院で見かけました。「今日はどうされたんですか」と尋ねると，「実は病院でボランティアをさせてもらっています。病院にずいぶんとお世話になりましたから。お礼がしたいと思いまして」と言われま

した。
　あれから 20 年以上が経ちます。浜村さんは今もお元気です。

◈物語のサイエンス

悪性リンパ腫の予後

・浜村さんは年齢が 49 歳（60 歳以下）で，悪性リンパ腫はアグレッシブタイプなので，予後分類には今では年齢調整 IPI（International Prognostic Index）が用いられます。
・年齢調整 IPI の予後不良因子には，① LDH 増加，② performance status（PS）不良（2〜4），③ 病期ⅢまたはⅣがあります。浜村さんは ① と ③ が該当し，しかも腫瘍量が極めて多いことから予後不良と推測されます。
・予後不良因子が 2 個あれば high-intermediate risk，3 個あれば high risk と判定され，今では末梢血幹細胞移植も考慮されます。
・しかし，浜村さんの場合は，当時の化学療法と放射線療法だけで治癒したと考えられる効果が得られました。

◇物語のアート

病気を奇跡的に回復させる精神的因子

・治療の甲斐なく予想外に悪くなる患者さんがおられる一方で，浜村さんのように奇跡的によくなられる患者さんもおられます。何がこのような差を生むのでしょうか。
・多数の患者さんを対象にした統計学的解析による予測からは，浜村さんは例外的なケースと考えられます。統計学的予測に使われる身体的因子よりも，浜村さんの特異な精神的因子に答えがあるかもしれません。

・『愛と癒しのコミュニオン』（鈴木秀子・著，文藝春秋，1999）に，「病気
　を奇跡的に回復させる精神的な因子」として，以下のような記述があ
　ります。

　　「病気を乗り越える力を発揮し，奇跡的な回復を見せる人には，共
　通点が3点ある。第一は，病気も意味があって起こると考え，病気
　になったからといって不幸とは限らないと思っている点だ。つらく苦
　しいことに変わりはないのだが，病気があっても人間は幸せを失わな
　いと信じていることである。もう一つの共通点は，自分の運命は引き
　受けるという覚悟とともに，それでも生きる意欲にあふれていること
　である。生きたいという力強さを失わないのである。それは，生かさ
　れていることへの感謝である。そして第三は，もし病気が治り，生き
　長らえることができたら，与えられた時間を何らかのかたちで，人の
　ために活かしたい，人に尽くしたいという強い願望を持っていること
　である」

・浜村さんには，① 病気も意味があると前向きに考える，② 自分の運
　命を引き受けて，生きる意欲にあふれている，③ 人のために尽くし
　たいという強い願望をもっている，この3つの精神的因子が揃ってい
　ました。

・病気の予後は，統計学的な身体的因子だけでは決まらない。精神的因
　子も実に大きいのではないでしょうか。

・患者さんが絶望的な病気から奇跡的に回復する。医療者として，これ
　ほどうれしいことはありません。生命の深淵に触れる思いがしたので
　した。

コラム 私の物語 ⑩　初めての学会発表

　研修医2年目ですから，今から40年近く前のことです。

　初めての学会発表を循環器内科の地方会ですることになりました。「脳出血による自律神経異常から心室細動が誘発された」という症例報告です。

　発表内容に問題はなかったと思いますが，学会前に提出した抄録が大問題でした。初めての学会発表ということで，わからないなりに一所懸命に抄録を書きました。指導医の先生に添削してもらい，訂正した抄録を学会事務局に郵送しました。当時は手書きで郵送する時代でした。

　後日，事務局から公式の例会プログラム（抄録集）が送られてきました。当然，聖路加国際病院循環器内科の先生方の元にも送られてきました。

　そのプログラムですが，聖路加国際病院循環器内科の発表者は，なんと私の名前しか記載されていなかったのです。公式プログラムなのに，聖路加国際病院循環器内科には研修医2年目の岡田定の名前しか記載されていなかったのです。それもそのはず，私が学会事務局に郵送した発表者欄には，自分の名前しか書かなかったからです。

　上級医の先生にはひどく叱られました。「自分が発表するといっても聖路加として発表するのだから，自分一人の名前しか書かないというのはなんと非常識なことか……」。全く，おっしゃる通り。こういうのを，「穴があったら入りたい」というのでしょう。

　私には初めての学会発表で，学会のプログラムというものを見たことがありませんでした。抄録内容をただきちんと書くことしか考えていませんでした。抄録内容とともに施設名と名前があのような形でプログラムに記載されるとは，知らなかったのです。そんなごくあたりまえのことを知らなかったのです。

　でもただ単に知らなかったということではなかったと思います。「所属する施設や先輩のおかげで，公式の場で発表する機会を与えられている」という，社会人としてあたりまえの常識を持ち合わせていなかったのです。

　上級医の先生にはひどく叱られましたが，部長の先生には叱られませんでした。怖い先生ということで有名な先生でしたが，このときばかりはなぜか優しかったのです。ただにんまりとして何もおっしゃらなかった。すべての事情を飲み込んでおられたのでしょう。本当に申し訳ないことをしたと思います。

　若気の至りといえばそれまでですが，「知らない」，「若い」ということは，実に恐るべきことです。

㉔ 百寿者

　「宿泊人間ドック」は，一般的な「日帰り人間ドック」と異なり，受診者の平均年齢が60歳代後半と，年齢が高いのが特徴です。80歳代や90歳代の方も少なくありません。

　「そんな高齢者が人間ドックを受ける意味はどこにあるの？」，「今さら病気の早期発見，早期治療でもないでしょう」と思われるでしょうか。

　確かにそうかもしれませんが，人間ドックを受けることで，寿命は延ばせなくても，残された人生のQOLを改善させる可能性はあると思います。

　では，松本さん（仮名）の場合はどうでしょうか。松本さんは103歳の女性でした。100歳（百寿者）になられてから，「110歳までは生きたい」という理由で，毎年，宿泊人間ドックを受けておられました。

　75歳頃まで小学校の音楽の先生を続けられたそうです。その後も，中学校や高校で音楽の指導をし，103歳でも自分でピアノを弾いて合唱の指導をされるということでした。

　同居の義理の娘さんによれば，ヨガやフォークダンスなど体を動かすことが大好きで，肉でもなんでも孫と同じようによく食べられるということでした。体重は若い頃と変わらず，薬は何も服用されていませんでした。

　それでは，松本さんの「人間ドック成績表」を見せていただきましょう。

＃難聴
　大きな声であればコミュニケーションは可能ですが，「補聴器は使ったことがない」ということですので，耳鼻咽喉科に受診して補聴器を作ることをお勧めします。

#左足の閉塞性動脈硬化症疑い

　左足は少し力が入りにくいということですが，ABI（足関節上腕血圧比）が右足 0.97，左足 0.86（＜0.9）で，左足の ASO（閉塞性動脈硬化症）が疑われます。専門医の受診をお勧めします。

#認知機能

　長谷川式認知症スケールは 29/30 点で問題ありません。「以前はメモを取らなくても忘れることはなかったのに，最近はメモを取らないと忘れることが多くなった」そうですが，問題にされなくてもよいと思います。

LDL（悪玉）コレステロール高値

　LDL-C 167 mg/dL（＞140 mg/dL）と高めですが，薬を使う必要はありません。大好きなお肉も今まで通り召し上がってください。

#境界型糖尿病

　最近 1～2 か月の血糖の状態を示す HbA1c が 6.3％（＞6.0％）と高めですが，今まで通りの食事と運動でよいと思います。

#栄養状態

　TP 7.3 g/dL，Alb 4.3 g/dL と栄養状態は良好です。今まで通りの食事と運動を続けてください。

　以上，それほど重大な疾患は見つからず，「補聴器の使用」と「ASO疑いについて専門医に受診」を勧めるだけの結果説明になりました。

　説明の最後に，2 つの質問をしました。

　1 つ目は，「今何か，したいことはありますか」。

　答えは，「100 歳以上の人に会って話がしたいです」でした。

　義理の娘さんによれば，周囲に 100 歳以上の人は誰もおられないそうです。自分と同じ 100 歳以上の話し相手がほしいということでした。義理の娘さんは，「役所に問い合わせてなんとか探してみます」と言われました。

　2 つ目の質問は，「**100 年を超える長い人生で，いつが一番幸せでしたか**」。

　答えは，「（一番幸せなのは）**今だと思います**」でした。

　「ああ，やっぱりそうだ。老年的超越なんだ」と感激しました。

◆物語のサイエンス

身体的健康，精神的健康，社会的健康

・**身体的健康**のためには，健全な食生活，十分な運動，適切な睡眠，過剰なストレスの回避と適切な対処が欠かせません。

・**精神的健康**については，興味深い研究があります。中年の男女を対象とした「年をとることをどうとらえるか」に関する研究です（Pers Soc Psychol 83: 261-270, 2002）。

・結論は，「年をとることをポジティブにとらえていた人たちは，ネガティブにとらえていた人たちよりも，**平均寿命が7.5年も長かった**」のです。

・「運動を欠かさず，タバコも吸わず，血圧もコレステロールも正常な身体的に健康だった人」と「そうでなかった人」との平均寿命の差は，4年に満たなかったそうです。ということは，「年をとることを肯定的に考える」ことは，「身体的健康を保つ」ことよりも，寿命を2倍も延ばす効果があることになります。

・**社会的健康**のためには，社会的になんらかの役割があり，社会とつながっていることが重要です。松本さんが今も続けておられる音楽活動がそうです。

・「**百寿者（100歳以上の人）の特徴は，好奇心が旺盛，社交的，几帳面**」といわれています。

・「人生の幸福度を決める因子」について，ハーバード大学の学生を含む724人を，1938年から75年間も追跡した研究があります〔YouTubeで視聴できます。https://www.youtube.com/watch?v=8KkKuTCFvzIYoutube（最終閲覧日：2020年12月11日）〕。

・「**人生の幸福度を決める因子**」は，「**お金**」ではなく，「**有名になる**」ことでもなく，「**良好で親密な人間関係**」という結論でした。

◇物語のアート

老年的超越（gerotranscendence）

・「100 年という長い人生のなかで，いつが一番幸せでしたか？」と質問すると，「今が一番幸せ」と答えるのは，松本さんに限ってのことではありません。

・世界各地の百寿者に，「100 年という長い人生のなかで，いつが一番幸せでしたか？」と質問すると，彼らは一様に「今が一番幸せ！」と答えられるそうです（NHK スペシャル取材班：百寿者の健康の秘密がわかった―人生 100 年の習慣．講談社，2018）。

・これは，百寿者にみられる「老年的超越」と呼ばれる心理的特徴です。

・「もうしばらくすると自分はいなくなる」と考え，自己中心的ではない，達観した物事のとらえ方に変化する現象です。

・「物質主義的で合理的な世界観から，宇宙的，超越的，非合理的な世界観への変化」と説明されています。

・「それまでつらいことがたくさんあっても，100 歳を超えると人生の様相は一変します。ポジティブなものが生まれ，心が豊かになり，大きな力が与えられます」これは，100 歳になられたときの日野原重明先生の言葉です。

加齢のパラドックス（aging paradox）

・人生の幸福度曲線を描いてもらうと，幸福度は 60～70 歳代までは人によってバラバラでも，80 歳頃から上がり始め，100 歳に近づくと急激に上昇するそうです。

・**「体の機能」は高齢になると進行性に低下しても，「精神的な健康度」は超高齢になると「老年的超越」により一気に高まるというのが，加齢のパラドックス（図Ⅵ-2）です。**

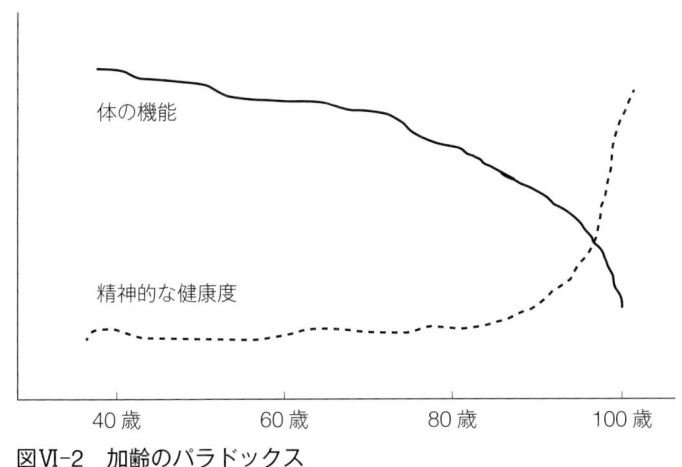

体の機能

精神的な健康度

40歳　　　　60歳　　　　80歳　　　　100歳

図VI-2　加齢のパラドックス

日野原重明先生の好奇心

・百寿者の特徴の一つに「好奇心が旺盛」ということがあります。
・80歳頃の日野原先生の好奇心を示す逸話をご紹介します。
　看護学生と一緒にフィールドワークに行かれたそうです。そこで学生たちが先生に内緒でパラグライダーに挑戦し，その翌日，先生にその報告をしたそうです。学生たちが「(パラグライダーで空を飛んで) とても怖かった。楽しかった」と騒いでいるのを聞いて，普段穏やかな先生が，学生をひどく叱ったというのです。「先生にあんなに叱られるとは思ってもみなかった」と学生は述懐しています。
　どうして先生が学生をそんなに叱ったと思われますか。
　「そんな危ないことはするな」ではありません。「どうして自分をパラグライダーに誘ってくれなかったのか」と言って，叱ったというのです。
・「日野原先生は好奇心の塊」ということを学生は理解していなかったのです。先生は80歳を過ぎても，パラグライダーでもなんにでも挑戦する人でした。その先生が学生たちから普通の高齢者のような扱いを受けた。先生はそのことに，我慢ならなかったのでしょう。

・「年齢に臆して引き下がるような生き方を, 私はしたくありません。
　私たちのなかに隠された無限の才能は, 毎日, 引き出されるチャンス
　を待っています」とは日野原先生の言葉です。

25 笑顔

　外来診療の多くの患者さんのなかで，お会いするのがとても楽しみな患者さんがおられます。80歳女性の竹中さん（仮名）もそのお一人でした。

　外来で患者さんを診るときは，「少しでも明るい気分になって帰ってもらおう」と心がけるのですが，竹中さんに会うと，いつもこちらのほうが元気をもらえました。

　待合室で待っている竹中さんを呼ぶために診察室のドアを開けると，竹中さんはもうニコニコ顔です。診察室に入ってきたときに，笑顔はピークに達します。そのお顔を見るだけで，こちらの顔も一気にほころんでしまいます。

　「竹中さんは本当に笑顔が素晴らしいですね」と言うと，**「私は本当に元気で，不足を言うことが何もないんです。周りの人に本当に感謝しています。こんなに幸せでいいのかしらと思います」**と，ケラケラと笑われるのです。

　竹中さんの診察が終わり，次の患者さんをお呼びすると，その患者さんが開口一番，「（診察室の外で待っているときに）先生と患者さんとの笑い声が聞こえてくるのはいいですね」と誉めていただけるのです。竹中さんの笑顔と感謝のパワーは，待合室のほかの患者さんにも伝わり，場の雰囲気を明るくしてくれるのです。

　竹中さんの心の中を察するに，こんなふうに考えておられるのではないでしょうか。

　「私はもう80歳ですから，もうそれほど長くは生きられません。自分は生きているのではなく，生かされているのです。今の自分になんの不足もありません。もうすべてが感謝でしかないのです。今日も元気で生きていられるのは本当にありがたいのです。自分は欠点が多い人間です

が，みんなに受け入れられています。みんなに感謝しながら，日々の暮らしを大切にして生きていこうと思います」

　しばらく，竹中さんにはお会いしていませんが，お顔を思い出すだけで，口角が緩んできます。

◆物語のサイエンス

笑顔と感謝の人は病気になりにくい

・笑うことで，ドーパミン，エンドルフィン，セロトニンなど心と体に快感をもたらす脳内物質が分泌され，ストレスホルモンのコルチゾールは抑制されます。
・笑うことは，免疫力を上げ，痛みを緩和し，記憶力を高めます。
・「感謝をする人は，病気になりにくく，長生きする。病気の回復も早い」という多くの報告があります。

精神神経免疫学

・精神神経免疫学では，精神と神経，つまり心が，免疫に影響を及ぼすことを明らかにしています。
・笑い，安心，感動，勇気，希望などのポジティブな感情は免疫力を高め，恐怖，怒り，不安，悲しみ，絶望などのネガティブな感情は免疫力を低下させます。

◇物語のアート

笑顔と感謝の心

・竹中さんには，本態性血小板血症という疾患がありましたが，病状は極めて安定していました。その一因に，彼女の「笑顔と感謝の心」もあったはずです。

・人の体と心の健康を専門にする医療者としては，「笑顔」や「感謝の
　心」にも，もっと注目しなければと教えられました。

　　笑顔の反射

　その日の外来診療はとても忙しく，やっと終了した夕方には疲労困憊でした。外来の後に病棟回診を控えていたのですが，とても億劫な気持ちでした。でも回診をしないわけにはいきません。気を取り直して病棟に出かけました。

　体は疲れていたのですが，「こんばんは。今日はいかがですか？」と，無理にでもにこやかな顔でいくつもの病室を訪ねました。

　めったにないことなのですが，その日はどういうわけかどの患者さんも，とても調子がよさそうでした。

　おかげで回診は一気に終えることができました。そのときです。不思議なことが起きていました。回診前と打って変わって元気になっている自分に，はたと気がついたのです。まさに，"キツネにつままれた"感じでした。

　わずか30分ほどの回診で，疲労困憊の状態からすっかり元気になっていたのです。何が起こったのでしょうか。

　患者さんの前では，疲れていても少しでもにこやかな表情になろうと努めます。でも，一人でもつらそうな患者さんに出会うと，「作り笑顔」なんか一気に吹き飛んでしまいます。

　しかし，この日に限って，どの患者さんもどの患者さんもとても元気だったのです。自分の「作り笑顔」が鏡に反射するように，「ありがとうございます。おかげさまで元気ですよ」と，次々に患者さんの笑顔が跳ね返ってきたのです。

　意識して笑顔を作り，患者さんから反射してきた笑顔を何度も受けて，どんどん幸せな気持ちになったのです。そして気がついたら，すっかり元気になっていたというわけです。

　笑顔の力ってすごい。

終章

紫の章
. . . .

本当にあった
超科学的な
患者さんの物語

Imagination is more important than knowledge.
Knowledge is limited. Imagination encircles the world.
（想像力は，知識よりも重要だ。知識には限界がある。想像力は，世界を包み込む）

アルベルト・アインシュタイン

26. 超能力
27. 「至福です」

26 超能力

　とてもまれなことですが，十数年前に超科学的な出来事に遭遇しました。

　47歳女性の園田さん（仮名）のパートナー（内縁の夫）であった遠山さん（仮名）の能力が，まさしくそうでした。遠山さんには「超能力」がありました。

　園田さんは，2か月前の健康診断で白血球60,000/μLを指摘されたのですが，「親に心配をかけたくない」という理由で入院を拒否されていました。でも，全身の関節痛と倦怠感が高度になり，やむなく緊急入院になりました。

入院時：WBC 85,000/μL（芽球87.0％），Hb 5.0 g/dL，PLT 1.6万/μL

　フィラデルフィア染色体陽性急性白血病（B細胞系，T細胞系，骨髄系陽性）という，特殊な白血病でした。

　通常の化学療法にイマチニブ（グリベック®）を併用しました。これにより白血病は完全寛解になりました。次に治癒を目指すべく，造血幹細胞移植目的で，がんセンターにご紹介しました。

　ところがです。がんセンターで説明を受けられた後，「幹細胞移植だけでなく今後は化学療法も一切したくない」と言われたのです。パートナーの遠山さんを含めたご家族ともよく相談された結果だというのです。「すぐに再発しても構わない。それまでのQOLを大切にしたい」という主張でした。翻意を試みましたが，決意は揺るぎませんでした。

　その4か月後，右肩や下腿の痛みを伴って，白血病は再発しました。

　「せめてグリベックだけでも使いましょう」と何度も説得しました

が，「むかつきがあるので使いたくない」と拒否されるのでした。

　そんなとき，パートナーの遠山さんから驚くべきお話をお聞きしました。

　「私は，もともと数学者で学生時代は物理学を専攻しました。若い頃から東洋の世界と西洋の世界を結びつけることを考えてきました。東洋医学を中国で長年研究し，教鞭もとってきました」

　「数年前に，人間の中にマトリックス（数字）があるのを発見しました。その数字を変換すれば，物質的な効果をもたらすこともできます。時間と空間を超えた外部から情報を変換することで，物質に作用することができます」

　「紙の質や皮膚の状態を改善することは容易です。実際に，この能力を使うことで特別な日本酒を作って商品化し，会社経営をしています。透視もできますが，エネルギーを使うのであまりしないようにしています」

　「このような能力は誰にでもあると思いますが，自分の能力を公表することはずっと避けてきました。世の中で悪用されては困るし，超能力者のような人生は歩みたくないのです」

　「しかし，今回，パートナーが白血病になって，初めて人にこの能力を使うことにしました。このような話は，先生に初めてお話ししています。自分の中で内面的に行う方法で，彼女のある部分を意識して，そこにある数字を組み替えるのです。この治療をしてもいいでしょうか。ご協力いただけますか」

　とても信じられないお話でしたが，「協力させていただきます」と答えていました。

　そして，化学療法もグリベック® も使わないで，血算が大きく変わることになりました。

お話の日：WBC 126,300/μL（芽球 94.0%），Hb 12.0 g/dL，PLT 3.0 万/μL
5 日後　：WBC 18,800/μL（芽球 73.0%），Hb 9.6 g/dL，PLT 1.4 万/μL
7 日後　：WBC 6,300/μL（芽球 50.5%），Hb 7.8 g/dL，PLT 1.3 万/μL

　遠山さんの治療開始後，抗がん剤を使うことなく，1週間で芽球（白血病細胞）が10万/μL以上から約3,000/μLまで減少したのです。

　驚くべきことは，血算の著明な改善だけではありませんでした。お話の日の尿酸値が10.2 mg/dLだったのに，7日後には尿酸降下薬を使用することなく4.1 mg/dLと正常化していたのです。化学療法をすれば，腫瘍量が多いので腫瘍崩壊症候群が起こるはずなのですが，それが起こらなかったのです。まるで，「園田さんの体内の大量の白血病細胞が，壊されることなくすっかり抜き取られた」かのような現象でした。

　その後も，「白血病細胞の増加により白血球が10万以上になる⇒遠山さんが治療する⇒白血球が一気に数千まで改善する」という現象が，繰り返されました。それも，腫瘍崩壊症候群を起こさないで。

　慣れるということは恐ろしいことです。そのうちに，「抗がん剤なしに，白血病細胞が急激に減少する現象」が不思議な現象だという感覚が薄れてきました。ためらいながらも，カルテに「遠山氏の特殊能力の治療によって，今回も白血病の病勢の改善あり」と記載するようになっていました。

　寛解状態にはならないのですが，白血病の増悪が阻止されることで，一時的な退院も可能になりました。

　超能力の治療が始まって3か月ほどした頃，遠山さんから相談を受けました。

　「治療によって，白血球が10万以上から数千までよくなっても，そこでいつも治療が効かなくなってしまいます。治療に必要な数字が読み取れなくなってしまうのです。ある程度までよくなるとブロックがかかってしまうのです。どうしてでしょうか」

　「白血病細胞のクローンも数種類あって，治療が効きやすいクローンとそうでないクローンがあるからかもしれません。白血病幹細胞のクローンに働きかけたほうがよいかもしれません」と，私は答えました。

　「治療に限界があって，少し絶望感を感じています。本人の足の痛みが続いていることに，罪悪感もあるのです」

　「でも，遠山さんの治療のおかげで，園田さんがここまで生きてこら

れたのは事実です。何度か退院することもできましたし。通常の抗がん剤の治療では，重症感染症や消化器症状などの強い副作用は避けられなかったはずです」

「今日のお話で勇気をいただきました。あるヒントもいただきました。また違う系を動かしてみます」

しかし，残念ながら，白血病の増悪を抑える以上の効果は得られませんでした。白血病を寛解させ，治癒させるだけの効果はなかったのです。

結局，白血病が増悪，改善を繰り返すなかで，園田さんの体力が徐々に低下し，数か月後に亡くなられたのでした。

◆物語のサイエンス

腫瘍崩壊症候群（tumor lysis syndrome；TLS）

・TLS とは，急速に腫瘍細胞が崩壊することで，高尿酸血症，高カリウム血症，高リン血症，低カルシウム血症，アシドーシス，腎障害などを生じる病態です。
・腫瘍量が多い急性白血病（特に急性リンパ性白血病）や悪性リンパ腫に化学療法を行うと，TLS はほぼ必発です。
・園田さんの場合も，化学療法を行うと TLS が必発なのですが，遠山さんの治療では全く生じなかったのです。

◇物語のアート

超能力

・超能力とは，通常の科学では説明不可能な特殊能力です。
・超能力は科学的には説明不可能ですが，遠山さんに超能力があったことは否定できません。あなたも実際にそのような経験をされたことがあるかもしれません。

・今は超科学的な能力であっても，将来，科学的に解明されるかもしれません。
・遠山さんの超能力は全く理解不能でしたが，抗がん剤の使用が拒否された状況で，園田さんの延命とQOLの改善に明らかな効果があったことは確かです。

27 「至福です」

死とはただ，チョウがマユを脱ぐのと同じで，肉体を脱ぐだけにすぎません。より高い意識への移行であり，そこでは再び，知覚し，理解し，笑い，成長し続けるようになります。

エリザベス・キューブラー・ロス『死後の真実』より

　20年以上前のことです。

　「39歳の男性で上野さん（仮名）という方ですが，白血球が49万もあるんです。診てもらえませんか」という電話が入りました。

　「白血球が49万！　これは大変だ」とざわつく心を抑えながら，データを確認しました。

WBC 496,000/μL（芽球96.0％），Hb 6.1 g/dL，PLT 1.1万/μL

　「急性リンパ性白血病（ALL）だろう」と考え，すぐに上野さんにお会いしました。数か月で体重が11 kgも減少し，10日前から38℃台の発熱が続いているとのこと。「大変な病気に違いない」と思いながらも，「仕事が忙しくて受診できなかった」と言われました。

　深刻な病状を理解してもらうために，意識的にゆっくりとお話ししました。「急性白血病です。対応が遅れると命に関わります。すぐに入院が必要です。入院後は強い抗がん剤治療を行います。入院は何か月もかかります」などと説明しました。

　「大変な病気に違いない」と思っていても，実際にこんな説明を聞かされ，どんなにか驚愕されたことでしょう。親元を遠く離れての一人暮らしでしたが，事態の重大さを冷静に受け止められ，その日のうちの入

院となりました。

　白血球が49万/μLのように腫瘍量の多いリンパ増殖性疾患では，化学療法に伴う腫瘍崩壊症候群（TLS）は必発でした。TLS 以外にも DIC（播種性血管内凝固），敗血症，糖尿病の悪化など様々な疾患も合併しましたが，寛解導入療法とそれに続く6回の地固め療法を順調に終えることができました。

　入院期間は7か月に及びましたが，彼にはフィアンセがいました。初々しく身の回りの世話をする彼女のおかげで，病室はいつもどこか華やいだ雰囲気に包まれていました。彼の闘病生活をどれほど支えたことでしょう。

　順調だったといっても，入院生活は相当に大変だったはずです。でもその入院生活よりも，退院後の日々のほうが過酷だったのです。退院翌日というその日に，なんと父親が急逝されたのでした。数か月前に郷里の病院で食道がんが見つかり，治療中に予期しない急変をされたというのです。

　母親は，息子の白血病と夫の急逝のために精神的に不安定になり，一人っ子である彼がお葬式の喪主を務めたそうです。退院したばかりというのに，大変なストレスが押しかかったのでした。

　そして，過酷な運命はそれだけではありませんでした。

　退院7か月目の維持療法中に，ALL が再発しました。そして，これを機に婚約が解消されたというのです。彼とフィアンセとの間に何があったのか知る由もありませんが，以後，彼女の姿を見ることはありませんでした。

　ALL の発症，化学療法，父親の急逝，母親の精神疾患，婚約解消を乗り越えて，彼はほとんど一人で新たな治療に立ち向かうことになりました。

　幸いにも，ALL は再寛解状態になりました。非血縁者間骨髄移植に希望をつなぐべく，HLA 適合ドナーを検索しましたが，全日本，全米でも適合者は見つかりませんでした。

　化学療法が続くなかで，敗血症，肺炎，骨髄炎，重症口内炎などに襲

われました。そして 10 か月後に ALL は再々発しました。いよいよ追い
詰められました。

「あと，どれくらい生きられるんでしょうか」と尋ねられました。

「数年間というのは難しいと思います。数か月単位ということもあり
ます」

この頃には，どんなことでもありのままに話ができる関係になってい
ました。今後の治療方針について，時間をかけて話し合いました。「再
寛解を目指す副作用の強い治療はしない。残された時間の QOL を第一
とする」という方針にしました。そして，可能な限り通院で緩和的化学
療法を続けることになりました。

病状の進行とともに，ひどい口内炎のために経口摂取が困難になり，
やむなく入院となりました。これが最後の入院になりました。死期が近
づいた回診では，しばしばベッドサイドに長い時間座り込みました。

医学でできることは限られ，医者としてやれることは少なくなってい
ました。当時，上野さんは 41 歳，私は 43 歳。同年齢の患者と医者とい
うより，何でも話せる友人のようになっていました。「死が間近に迫っ
た人間」と「まだ生きることが許されている人間」という違いはありま
したが，素の人間としての付き合いでした。

その頃の私を支えてくれたものに，『生きがいの創造―“生まれ変わ
りの科学”が人生を変える』（飯田史彦・著，PHP 研究所，1996）がありま
した。欧米の多くの科学者たちによる驚きの報告で，「死後の生命」や
「生まれ変わり」が数多く紹介されていました。

「上野さんにも知ってほしい」と考え，本のダイジェスト版を作成し
て手渡しました。とても喜んでもらえました。

「この世界」の時間が極めて限られた状況でも，「死後の生命」を肯定
できれば，心はとても楽になります。「この世界」と「向こうの世界」，
「この世界に存在する意味」を話し合いました。日常の医療からは異次
元の世界になりました。

状態がいよいよ悪くなったある日，上野さんは目に涙をためながら，
途切れがちに小さな声で，力を込めて話してくれました。

「ありがとうございました。この病気になったおかげで，人生で何が一番大事なことかがよくわかるようになりました。物欲は全くなくなりました。この病気になってよかったと思います。これなら死んでもよいと思います。でもまだ奇跡が起こることを信じています。**至福というのが今の気持ちです**」

　目は輝いていました。「至福というのが今の気持ちです」という言葉を聞いて，心が激しく揺さぶられました。「この状況が至福！？」と。

　「そういうお話を，こうやって直にお聞きすると，心が震えます。医者として一人の人間として生きていくうえで，本当に貴重なお話です。ありがとうございます」。私の声も震え，涙があふれていました。

　その2日後，全身性のけいれんが頻発するようになり，上野さんは「向こうの世界」に旅立たれました。ご遺体は，生前の意思通り，大学病院に献体されたのでした。

◈物語のサイエンス

魂の苦痛

・人は死に向かい合うとき，様々な苦痛を経験します。身体的苦痛，精神的苦痛，社会的苦痛，そして魂の苦痛（スピリチュアルペイン）です。
・魂の苦痛とは，「なぜ人は死ぬのか」，「なぜ私なのか」，「私の人生はなんだったのか」，「死んだ後はどうなるのか」という苦痛です。
・上野さんは魂の苦痛をも克服されたと思います。

◇物語のアート

死生観

・医療者として，ご自分なりの死生観をお持ちでしょうか。

・「死後の世界や魂の存在を信じている人は，現在をしっかり生きることが将来に繋がるという意識を持つ傾向がある」〔高瀬明子，他：死生観と時間的信念の関連について．大阪大学臨床老年行動学年報（4）：9-17，1999〕という報告があります。
・「この世界」や「向こうの世界」といった霊性の領域は，人間の理性や認識力による科学の枠を超えていますから，仮説の域を超えられません。
・科学である医学は死生観を取り扱いませんから，医学で死後のことを問題にすることはほとんどありません。
・ただし，生死に関わる医療現場では，死後の世界は避けては通れない問題です。死に臨む患者さんと真摯に向き合うには，医療者自身の死生観が問われます。
・白血病や悪性リンパ腫の患者さんと長年歩みをともにし，「この世界」から「向こうの世界」に多くの患者さんをお見送りしてきました。その現場では，自分なりの死生観が問われることが少なくありませんでした。

「この世界」と「向こうの世界」の仮説（図）

・「この世界」と「向こうの世界」に関するいくつかの仮説をご紹介します。
・『完全版 生きがいの創造―スピリチュアルな科学研究から読み解く人生のしくみ』（飯田史彦・著，PHP 研究所，2012）には，5 つの仮説が紹介されています。
・**1 つ目の仮説は，「人は死なない」**です。人間は肉体と意識体（魂，霊）からなり，死ぬと肉体から意識体が離れるだけで，自分の本質である意識体は死なないという仮説です。
・**2 つ目の仮説は，「人は生まれ変わる」**です。人間の本当の故郷は，「この世界」ではなく「向こうの世界」という仮説です。
・**3 つ目の仮説は，「人生は成長するための学校」**です。「この世界」での人生は，成長するための学校のようなものだという仮説です。人間

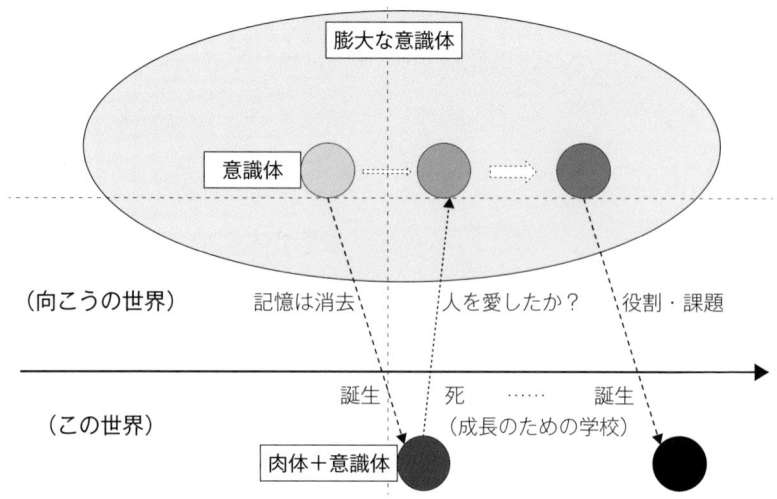

図　「この世界」と「向こうの世界」の仮説

関係，病気，老い，死などの試練や経験を通して成長するための学校
です。「向こうの世界」から「この世界」に来る前に，「向こうの世
界」の記憶は消去されるそうです。

・**4つ目の仮説は，「人生には因果関係の法則がある」**です。人生で
　は，自分が発した感情や言動が，巡り巡って自分に返ってくるという
　仮説です。古今東西の臨死体験者の経験談をまとめた報告によれば，
　死の淵で「あなたは，あなたと縁あって知り合った人々，すべての人
　をどれだけ深く愛し続けることができましたか」と問われるそうです。
・**5つ目の仮説は，「身近な人はソウルメイト」**です。夫婦や家族は，
　数多くの人生をともにした（今後もともにする）ソウルメイト（魂の
　友）だそうです。「向こうの世界」から「この世界」に誕生するとき
　は，新たな役割や課題をもってくるそうです。

・ここまでお読みいただいて，ありがとうございます。
・最後に2つの質問をさせていただいて，本書を閉じたいと思います。
・**あなたは，どのような役割や課題をもって，「向こうの世界」から**

「この世界」に来られましたか。

・あなたは,「この世界」から「向こうの世界」に戻るとき, どのような魂を持ち帰りたいですか。

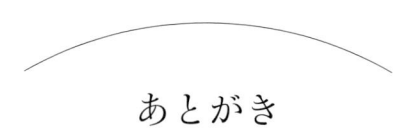

あとがき

　最後までお読みいただいてありがとうございます。

　あなたも，本書に記したものと同じような物語を経験されているのではないでしょうか。「あの患者さんの話とよく似ている」とか「あのときもとても感激した」と思われませんでしたか。その患者さんとの人間的な交流が，今のあなたを支えています。本書の「患者さんの物語」は「あなたの物語」でもあります。

　ここで，「私の物語」を少し振り返らせてください。

　聖路加国際病院の内科研修医だった頃は，救急車の音が聞こえると，寮にいても「自分を呼んでいる」と感じたものでした。

　血液専門医になってからは，白血病患者の骨髄標本を鏡検するときはいつもワクワクしました。悪性疾患を治すことに大きなやりがいを感じる一方で，「治せないときはどうすればよいのか」ということをずっと考えてきました。20年，30年と専門医を続けるなかで，病気を予防することの大切さを思い知るようになりました。

　人間ドックを担当するようになると，二次予防（病気の早期発見）よりも一次予防（問題のある生活習慣の改善）こそが重要だと考えるようになりました。

　2020年3月に聖路加国際病院を定年退職し，東京都内のケア付き高齢者用マンション内にある西崎クリニックで診療を始めました。受診者の平均年齢が80歳代後半であり，従来の急性期病院の医学モデルが通用しない超高齢者医療です。高齢者の仲間入りをした自分にふさわしい新たな医療だと感じています。

　『あなたへの医師キャリアガイダンス』（2012，医学書院）という本をご存じでしょうか。卒後1年目から75年目まで計50名の医師による後輩

へのガイダンス集です。そのエッセンスは，「早いうちに目標を定め，そこにまっしぐらに進むのもよし。そのときそのときの出会いを大切にして，一歩一歩道を踏み固めるのもよし。いずれにせよ，夢中になれることに没頭しよう」というものです。

　世界は今，コロナ禍に揺れています。今後のあなたの医師人生にも，予想もしないことが次々と起こるでしょう。そんなときでも「患者さんから学んだあなたの物語」は，きっとあなたを心の底から支えてくれるに違いありません。

　本書は 20 年以上前から構想してきましたが，「あなたの物語」が豊かになるきっかけになれば本当にうれしく思います。

　2021 年 1 月

前・聖路加国際病院人間ドック科・血液内科
西崎クリニック

岡田　定

158

索引　index

数字・欧文

100 歳　133

acute lymphoblastic leukemia（ALL）
149
acute myeloid leukemia（AML）
2, 40, 46
acute promyelocytic leukemia（APL）
122
advance care planning（ACP）　88, 90
advance directive（AD）　90
ATRA　122, 124
CAGE 法　115
do not attempt resuscitation（DNAR）
90
hospitalization associated disability
（HAD）　94
hyperleukocytic syndrome　97
idiopathic thrombocytopenic purpura
（ITP）　7, 70, 73
──の治療　9
limbic encephalitis　11, 14
myelodysplastic syndromes（MDS）　65
paraneoplastic limbic encephalitis（PLE）
12
Paraneoplastic Love　15
polycythemia vera（PV）　86
quality of death（QOD）　93
tumor lysis syndrome（TLS）　146, 147

和文

あ行
アウエル小体　2
悪性貧血　112
悪性リンパ腫　92, 127
──の予後　129
アドバンス・ディレクティブ　90
亜ヒ酸　123, 124
アミロイドーシス　16
アルコール依存症　112, 115
アルコール多飲　114
安楽死　38
医師キャリアガイダンス　157
糸ミミズ　76
イマチニブ　124
咽喉頭異常感症　56
うつ　60
笑顔　139, 140
──の反射　142

か行
学会発表　131
過敏性腸症候群　125
加齢のパラドックス　136
がん　20
──の原因　38, 43
患者中心の医療　94
緩和的化学療法　28
偽性血小板減少症　67
偽性高カリウム血症　54, 55

偽性汎血球減少症　63
奇跡　125
　――の薬　124
奇跡的な回復　130
喫煙　106
急性巨核芽球性白血病　26
急性骨髄性白血病　2, 40, 46
急性前骨髄球性白血病　122
急性単球性白血病　97
急性白血病の診断　4
急性リンパ性白血病　149
禁煙指導　104
首がない　126
グリベック®　124
血管内リンパ腫　18, 20
血管免疫芽球性 T 細胞性リンパ腫
　　　　　　　　　　　　　　74
健康管理　110
健康と幸福　49
抗 NMDA 受容体脳炎　14
好奇心　137
幸福の源泉　50
高齢者医療　79, 93
誤嚥性肺炎　77
骨髄異形成症候群　65

さ行
三回忌　112
死　20
　――の克服　45
死因のリスク，日本人の　106
死期　83

死生観　152
自然治癒力　21
シニアドック　88
至福　152
社会的健康　135
宿泊人間ドック　133
主治医　111
腫瘍崩壊症候群　146, 147
消化管出血　22
小脳出血　71
人生会議　88, 90
真性赤血球増加症　26, 86
人生の幸福度を決める因子　135
身体的健康　135
膵がん　40
睡眠　117
睡眠負債　118
スピリチュアルペイン　152
生活習慣病　108
生死　44
精神神経免疫学　140
精神的因子，病気を回復させる
　　　　　　　　　　　　　　129
精神的健康　135
生前遺書　70
セデーション　36, 38
潜在性鉄欠乏症　59
ソウルメイト　154

た行
体位性偽性貧血　67
大往生　93, 95

多発性骨髄腫　30
魂の苦痛　152
超能力　144, 147
鎮静　36
鉄欠乏性貧血　59
鉄欠乏大国　61
鉄剤　22
糖質依存症　102
疼痛コントロール　33
糖尿病　100
特発性血小板減少性紫斑病
　　　　　　　　7, 70, 73
　──の治療　9
突然死　96

な行
二次性白血病　48
入院関連機能障害　94
乳がん　46
人間ドック　108, 133
妊娠合併白血病　4
年齢調整 IPI　129

は行
白血球増加（症）　63, 107
パニック症候群　60
汎血球減少症　62
日帰り人間ドック　133
人の縁　51
非ホジキンリンパ腫　35
肥満症　101

百寿者　133, 135
病気　44
標準治療の寿命　23
ピロリ菌の除菌療法　9
貧血の基準　60
フィラデルフィア染色体陽性急性白
　　血病　144
フェリチン　58
不可思議光　34
不幸　44
プラセボ効果　124
ヘモグロビンの偽性高値　66
辺縁系脳炎　11, 14
傍腫瘍性辺縁系脳炎　12
ホジキンリンパ腫　12
本態性血小板血症　54

ま行
孫わやさしい　100
向こうの世界　153
メメント・モリ　44
免疫性血小板減少症　7, 73
模擬結婚式　27

ら行・わ
リビングウィル　70, 73, 83
臨床倫理の4分割法　78
リンパ節腫脹　126
レチノイン酸　122
老年的超越　136
私のリビングウィル　80, 83